影像学阅片技巧与鉴别诊断

胆·胰 第2版

【编著】

（日）花田敬士　植木敏晴　潟沼朗生　糸井隆夫

【主译】

宫　健　刘　石　孙　辉　胡光荣

【审校】

李　伟　战微微　张永潮　朴雪梅

辽宁科学技术出版社

·沈阳·

编著

花田敬士　JA 尾道综合医院消化内科·诊疗部长
植木敏晴　福冈大学筑紫医院消化内科·教授
潟沼朗生　手稻溪仁会医院消化病中心·中心负责人
糸井隆夫　东京医科大学消化内科·主任教授

协助执笔

手稻溪仁会医院消化病中心　高桥邦幸，林　毅，金　俊文，矢根　圭
东京医科大学消化内科　向井俊太郎，山本健治郎
JA 尾道综合医院消化内科　日野文明，南　智之，清水晃典，福原基允，矢野成树
广岛红十字·原爆医院消化内科　冈崎彰仁
广岛大学消化·代谢内科　池本珠莉
福冈大学筑紫医院病理部　太田敦子

病例提供机构

手稻溪仁会医院消化病中心
北海道大学大学院肿瘤外科学
顺天堂大学消化系统疾病影像诊断·治疗研究室
东京医科大学消化内科
长野市民医院消化内科
饭田市立医院消化内科
爱知县癌中心中央医院消化内科部
JA 尾道综合医院消化内科
福冈大学筑紫医院消化内科

主译

宫　健　大连医科大学附属第一医院

刘　石　大连医科大学附属第一医院

胡光荣　哈尔滨医科大学附属第二医院

孙　辉　哈尔滨医科大学附属第二医院

审校

李　伟　浙江医院

战微微　浙江医院

张永潮　首都医科大学附属北京友谊医院平谷医院

朴雪梅　首都医科大学附属北京友谊医院平谷医院

参译（排名不分先后）

范合璋　成都市公共卫生临床医疗中心

闵　磊　西安航天总医院消化内科

祝建红　苏州大学附属第二医院

杨喜洋　平顶山新华区人民医院

张曜文　济宁医学院附属医院

李仁君　安徽医科大学附属巢湖医院

王　平　四川省康定市人民医院

刘国伟　杏林医生集团

赵国刚　天津市第五中心医院

杨　君　河北港口集团有限公司港口医院

李慧明　常州第四人民医院

李雪松　齐齐哈尔医学院附属第三医院

王维学　大连市中心医院

李　鹏　哈尔滨医科大学附属第一医院

石婷婷　日本国立香川大学医学部消化器神经内科学

杨德鲲　北京中能建医院

侯森林　河北医科大学第二医院

张立超　河北医科大学第二医院

陈　娟　北京核工业医院

宫爱霞　大连医科大学附属第一医院

郭世斌　大连医科大学附属第一医院

梁莉莉　大连医科大学附属第一医院

孙　康　大连医科大学附属第一医院

孙　颖　大连医科大学附属第一医院

包海东　大连医科大学附属第一医院

张经文　大连医科大学附属第一医院

曹　云　大连医科大学附属第一医院

胡　洋　大连医科大学附属第一医院

张圣爱　大连医科大学附属第一医院

宫　颖　大连医科大学附属第一医院

李　锐　大连医科大学附属第一医院

沈　会　大连医科大学附属第一医院

孙忠良　大连医科大学附属第一医院

褚胜苹　大连医科大学附属第一医院

推荐序

《影像学阅片技巧与鉴别诊断：胆·胰》初版发行是在 2006 年 8 月，现在期盼已久的第 2 版终于发行了。作为初版编辑之一的我非常高兴。

回顾这些年，随着诊断设备的不断研发改进、各种疾病特征的整理以及很多新疾病概念的确立，胆胰领域的影像学诊断已经发生了"进化"。为了体现本书的理念，即"在进行鉴别诊断时，不要立即考虑疾病名称是什么，而应当首先仔细观察其影像学表现；不要急于以疾病名称来进行分类整理，而应当以不同影像学表现来整理病例。"第 2 版的排版改为在对开的 2 页用较多图片去呈现 1 个病例。除了增加对鉴别诊断有帮助的影像学检查，还强调了仔细阅片对正确鉴别诊断的重要性。

影像学诊断的目的是"确定最适合的治疗方案"，需要从病变表现、鉴别诊断、进展程度、有无手术指征以及术式的选择等多个方面进行判断。特别是病变表现与鉴别诊断非常重要，胰腺癌、胆道癌的早期诊断是一项重大课题。基于这一点，需要通过 US、CT、MRI/MRCP（磁共振胰胆管造影术）等低侵袭检查发现细微的异常表现，再进行以内镜为主的详细精查。另一方面，本领域良性肿瘤及结石或炎症等越来越少，基于活检及细胞学的病理诊断意义也很大。然而，EUS-FNA（超声内镜引导下的穿刺吸引法）及 ERCP（内镜下逆行胰胆管造影术）下样本采集法虽然也有所进步，但采样错误、假阴性、假阳性或病理诊断的灰色地带也都是"陷阱"。临床医生的"采样送个病理，诊断就出来了"的理念是不对的，需要认识到样本采集前的影像诊断才最为重要。

负责编写本书的花田老师、植木老师、潟沼老师、糸井老师，曾经在"日本消化影像学诊断研讨会""胰腺癌早期诊断研讨会"等学会上积极参与讨论，是我们（负责初版编写的山雄老师、已故的须山老师、真口老师）的同道中人，现如今已经成为引领下一代的领袖。尽管时代在进步，但他们仍秉承了"一例一例斟酌"的工作传统。影像诊断能力是通过对图片观察和病理表现进行对比来培养的。除此之外，还需了解非典型病例及罕见病例影像和病理的特征。如果遇到非典型病例或罕见病例的机会不多，则需要通过参加研讨会或是病例报道活动进行学习。本书中每一个表现都包括典型、非典型、罕见病例的图片，而且对病理表现的特征也都做了简化整理。

本书除了对胰腺、胆道疾病的影像学诊断教学有帮助外，当临床遇到鉴别诊断有困难时，也请一定查阅本书。不管是初学者还是专门医生，翻看本书应该都能有所收获，特此推荐。

手稻溪仁会医院教育研究中心顾问
龟田综合医院消化内科顾问
真口宏介
2019 年 2 月

第 2 版序

胆胰方面的影像学诊断，因其难以直接观察病变，需要具备通过多种方式进行综合判断的能力。本书初版自 2006 年发行以来备受好评，这些年来，EUS、MRI/MRCP、FDG-PET 等诊断发生了很大变化。尤其是近年来，胆胰领域各种诊疗指南飞速更新完善，不仅诊断上所要求的精准度增高，而且病变的原发脏器、良恶性的鉴别、肿瘤性病变的进展程度及进展范围等因素均可影响治疗方案的制订。

在初版序中也提到过，本书起源于 1983 年有山　襄、竹原靖明两位老师发起的日本消化影像学诊断研讨会，至今仍每年举办 2 次，历代会长由有山　襄、堀口祐而、山雄健次等老师担任，现任会长是真口宏介老师。在研讨会上，针对影像学最适宜的检查方式以及阅片、鉴别诊断、外科治疗、病理诊断等方面，对各个病例的影像学与病理表现进行了细致的比较分析，再加以讨论。有很多医生对前沿知识见解造诣颇深，而讨论结果也常使各医院的图片病理诊断结果被推翻。另外，一些疾病的概念也以本研讨会的讨论为契机得以确认和推广。

1988 年我毕业后就立志成为胆胰内镜医生。我于 1992 年参加了第 16 届研讨会，第一次登上研讨会的紧张感现在想起来还恍如昨日。在提示汇报结束转入讨论之前，被当时排在最前列的"传奇"教授们严厉指出"图片不好，禁不住看"的场景记忆犹新。从那之后，研讨会已经举办了 70 届。这是在普通学会讨论中无法体会到的、可以学到影像学诊断精髓的地方。对于年轻医生来说，也是能够被"传奇"教授们提问并加深交流的宝贵场所。而我的很多诊疗研究，也是在该研讨会所奠定的基础上孕育而生的。

曾经担任编写初版书的山雄健次老师、已故的须山正文老师、真口宏介老师等各位前辈在进行了超乎想象的庞大病例选择以及编辑工作后，将本书呈现给读者。我有幸得到协助编写后半部分的机会，耳濡目染了他们的热情和经验以及对影像学相关的丰富知识，深受感动。今天，在众多希望编写第 2 版的呼声下，同时也收到了医学书院林裕的邀请，与编写初版的各位老师及在日本消化影像学诊断研讨会中精力充沛、极其活跃的同时代 4 名专家一起担任执笔，进行了改版修订。

第 2 版的结构基本沿袭初版，对胆囊、胆管、胰腺等分别解说基本鉴别诊断方法后，提示每一个影像表现特征性的病例，将普通检查影像表现放到左侧，而将精查结果的影像表现和病理放到右侧。可以说，构成了日本消化影像学诊断研讨会的"纸质版"。与初版不同，原则上每 2 页展示一个病例，不仅图片观察更容易，讲解也更详细。另外，每个部分还补充了用语说明、主题专栏。对读者可能不了解的知识进行更为详细的解释说明。除了罕见病例，几乎所有的病例都换成了新病例，用现在的影像诊断技术如 US、MRI、EUS、ERCP、FDG-PET 等图片进行展示。对于年轻医生而言，可以从感兴趣的内容读起，首先看左侧的图片，在思考鉴别诊断的同时，再通过右侧的图片加以确认。对于各医院可能无相关经验的罕见病例，本书也有大量的记载，希望大家能在本书中体会到影像学诊断的深奥及趣味性！

本次担任编者的植木敏晴、潟沼朗生、糸井隆夫等各位老师，是日本胆胰领域的领军人物，他们在繁忙的诊疗研究之余做了大量工作。如果没有各位老师及所在教研室相关老师们的大力相助，本书将难以实现修订，我的内心无比感激。此外，还要衷心感谢在庞大的工作面前，一直温暖守护和倾力支持着无数次几近崩溃的我们的医学书院林裕老师！

最后，在一心期待第 2 版的完成而无奈离我们而去的须山正文老师灵前献上本书。

编者代表　花田敬士
2019 年 2 月

初版序

编者们立志于以"胰腺、胆道疾病的诊断和治疗"为专业的想法始于 1980 年上半年。当时胰腺、胆道领域的诊断，是以 US 和 CT 在日常临床普及开始的。现在已很少应用的低张十二指肠造影及经口 / 经静脉行胆道造影在当时很盛行。ERCP 及腹部血管造影也在实施，但都是大咖们在做。在我们的研究过程中，胆道镜或胰管镜很容易损坏，而且当时的内镜图片显示的也都是迷离模糊的世界。EUS 刚刚开发时，镜子操作性很差，导管内超声检查（IDUS）更是无形无影的状态。

当时我们在大学附属医院工作，经历了一些胆囊和胰腺的早期癌、黏液生成性胰腺癌等罕见的病例，积累了少量经验，于是逐渐地对这些新发现和诊断过程产生了浓厚兴趣，并且也参与了新诊断方法的开发及器械的改良，从那些热衷于影像观察与病理对比研究的前辈及同僚处获益良多。虽然很忙，但是每天过得很充实。然后在全国规模的学会、研讨会上或是场外，对那些聪明、热情、与我们性格不同但给我们带来强烈思想冲击的前辈们充满憧憬和向往，期望有朝一日能够加入他们的行列。也决心在这些想法上与前辈们重合，步调一致并且长久地坚持下去。

尤其是在 1983 年"日本消化影像学诊断研讨会"的成立大会上，起初我们非常期待会后的第二天和全国投缘的伙伴们一起打高尔夫球。然而，最让我们难忘的回忆却变成了从星期六早上一直持续到晚上的病例报告的讨论。消化内科、消化外科、放射线科、病理科等各领域医生的讨论趋于白热化，从大咖到年轻人都全身心投入其中。仔细考虑每一个病例并从各种角度分析病例的同时，我们也涌起了一个愿望：一定要让下一代的年轻人知道这些我们所经历的珍贵及富有启发性的病例。

正当有这样想法的时候，从医学书院诸位老师那里收到了编写本书的邀请。本书的独特排版是经过多次编辑会议推敲而成的。普通书籍多采用从众多老师手里收集原稿的方式。本书为了实现前述想法，则是以尽可能多地收集病例为目标。经过大量时间的编辑整理，最终刊载病例为胆囊 74 例、胆管 58 例、胰腺 113 例。而且在鉴别诊断的部分，并不是立刻出现诊断的病名，而是首先详细提供影像学表现，再根据表现做出相应诊断。所以本书的重点不是疾病本身，而是根据影像学表现诊断疾病的方式。已经出版的《内镜诊断与鉴别诊断——上消化道》《内镜诊断与鉴别诊断——下消化道》也分别沿袭了第 5 章、第 3 章的内容，并采用了类似的编写形式。

胰腺、胆道疾病的诊断基础是 US 和 CT，不久的将来可能会逐渐被 MRCP 取代，ERCP 也可用于早期诊断。因此，本书基本上是由对开的 2 页上刊载 2 个病例的方式排版，左页是 US 和 CT、胆管或胰管影像图片，右页则配上多种精密检查、病理组织图片以及最终诊断结果。

作为本书的阅读建议，希望大家在遇到日常临床上难以诊断的病例时，不要一开始就拿着本书找答案，而是首先仔细观察该病例的 US 和 CT、胆管或胰管影像，仔细阅读影像学表现。然后再打开本书，进一步阅读影像学表现的各项细节。本书没必要从头读起，可以不断地从中途开始。书中各处插入的"专栏"是疾病的说明，详尽凝练，是最基础的知识，一定要反复阅读，牢牢记住。当在病例讨论会上被问及

"此种影像考虑哪种疾病"时，希望你们能成为那种首先重视阅片，脑中浮现本书刊载的疾病名称，进而对于鉴别诊断也能理清思路，在 5 分钟或 10 分钟内在众人面前"喋喋不休"地讲述观点的医生。

最后，我们向日本各地的伙伴们表示衷心的感谢，尽管我们提出的"无理要求"非常突然，但各位老师仍然能在短时间内提供众多的宝贵病例。还要向医学书院书籍编辑部的林裕、制作部的高桥浩子、医学杂志部的土田一慧致以深深的谢意，尽管 3 人的时间表不能一致，但总是在休息前日或是星期六的傍晚召开编辑会议直至深夜，始终能笑颜配合并给予我诸多鼓励。还有最初提出企划的前书籍编辑部的荻原足穗，没有他们的鼎力相助，本书不可能得以出版。

本书可以说是我们的自信之作，希望大家一定要读一下。在此向一直以来给予我们支持的各位老师表示感谢，同时希望本书能对年轻医生的日常临床工作有所帮助。

山雄健次

须山正文

真口宏介

2006 年 7 月

目录

胆囊

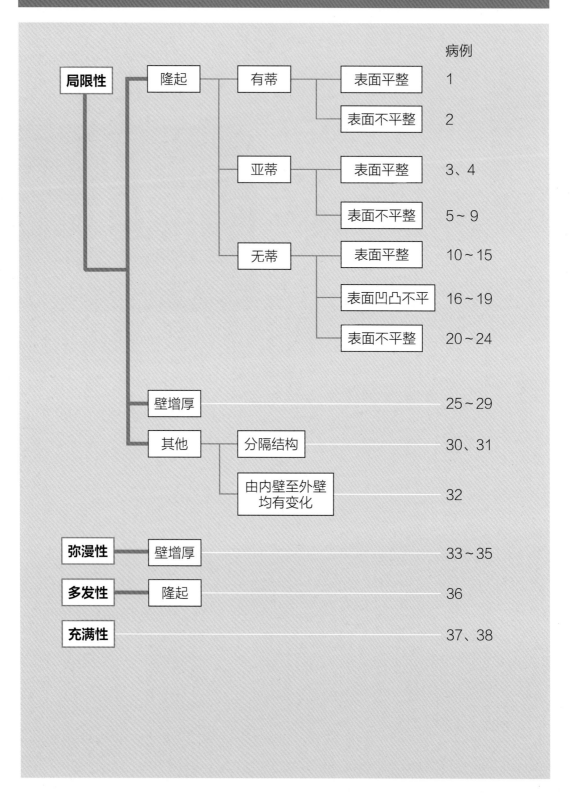

				病例
局限性	隆起	有蒂	表面平整	1
			表面不平整	2
		亚蒂	表面平整	3、4
			表面不平整	5~9
		无蒂	表面平整	10~15
			表面凹凸不平	16~19
			表面不平整	20~24
	壁增厚			25~29
	其他	分隔结构		30、31
		由内壁至外壁均有变化		32
弥漫性	壁增厚			33~35
多发性	隆起			36
充满性				37、38

在诊断胆囊病变时，首先要关注是局限性还是弥漫性，是多发性还是充满性。

1. 局限性病变

对于局限性病变，要确认病变是否隆起，是否有壁增厚，是否可移动。胆囊中呈隆起的病变最多，对应疾病种类也很多。此处的隆起性病变是广义的，包括所有的隆起改变，不论是肿瘤性还是非肿瘤性，上皮性还是非上皮性，良性还是恶性。

1）隆起

当发现隆起性病变时，可根据蒂的有无及其形状进一步分为有蒂、亚蒂和无蒂三类。接下来，还要注意隆起表面是平整还是不平整。

2）壁增厚

当发现壁增厚性病变时，因存在癌的可能性，有必要进一步进行精查。如果是癌，通常可以见到腔内的黏膜面发生改变，所以要关注这一点。

3）其他

可见到胆囊腔内有很多分隔结构的病变，或者提示从胆囊内壁至外壁均有变化的病变。

2. 弥漫性病变

弥漫性病变几乎都是因壁增厚而被发现。疾病种类虽较少，需要注意的是，胆囊因急性或慢性炎症也容易引起壁增厚。另外，在胰、胆管合流异常发生率较高的胆管病例中，大概率可见胆囊黏膜增生引起的胆囊壁增厚。

3. 多发性病变

多发性病变，除了结石和胆泥以外，几乎都呈隆起性。

4. 充满性病变

除了结石以外，有因胆囊管闭塞引起胆囊内充满胆泥的情况，有时也能看到胆囊内充满肿瘤。

◆ 隆起性病变

鉴别点：①单发还是多发。②充分关注是有蒂、亚蒂还是无蒂。Ip型为有蒂，Isp型为亚蒂，Is型为无蒂。Ⅱa型包括因疾病状态而呈无蒂平坦隆起和因局限性壁增厚而被发现的病变（**图**）。③表面平整还是不平整。④低回声还是高回声。⑤内部均一还是不均一。⑥血流丰富还是缺乏。

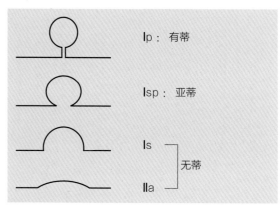

隆起性病变的肉眼分型

● 有蒂、亚蒂（Ip型，Isp型）

	频率高的病变	频率低的病变
良性	胆固醇息肉 cholesterol polyp 腺瘤 adenoma	增生性息肉 hyperplastic polyp 纤维性息肉 fibrous polyp
恶性	胆囊癌 carcinoma 腺瘤内癌 carcinoma in adenoma	

● 无蒂（Is型，Ⅱa型）

	频率高的病变	频率低的病变
良性	胆固醇息肉 cholesterol polyp 腺肌瘤病 adenomyomatosis	增生性息肉 hyperplastic polyp 肉芽肿性息肉 granulomatous polyp 淋巴性息肉 lymphoid polyp 腺瘤样增生 adenomatous hyperplasia 反应性淋巴组织增生症 reactive lymphoid hyperplasia(RLH) 异位性组织 heterotopic tissue
恶性	胆囊癌 carcinoma 腺瘤内癌 carcinoma in adenoma	鳞状上皮癌 squamous cell carcinoma 癌肉瘤 carcinosarcoma 类癌 carcinoid 内分泌细胞癌（小细胞癌）endocrine carcinoma(small cell carcinoma) 恶性淋巴瘤 malignant lymphoma 转移性肿瘤 secondary tumor

◆ 壁增厚病变

关注点：①壁增厚为局限性还是弥漫性。②表面平整还是不平整。③层结构保留与否。④血流丰富还是缺乏。但平坦浸润型胆囊癌以及合并胆囊炎的胆囊癌在诊断时还是有一定难度的。

● 局限性

	频率高的病变	频率低的病变
良性	腺肌瘤病 adenomyomatosis	
恶性	胆囊癌 carcinoma	腺鳞癌 adenosquamous cell carcinoma

● 弥漫性

	频率高的病变	频率低的病变
良性	胆固醇沉着病 cholesterolosis 腺肌瘤病 adenomyomatosis 胆囊炎 cholecystitis 伴胰、胆管合流异常的胆囊黏膜增生 急性肝炎、肝硬化引起的壁增厚	黄色肉芽肿性胆囊炎 xanthogranulomatous cholecystitis
恶性	胆囊癌 carcinoma	恶性淋巴瘤 malignant lymphoma

影像学检查的选择

针对胆囊病变的检查，首先从 US 开始。胆囊是储存胆汁的袋状脏器，US 易于观察。但要了解，从颈部到胆囊管、底部常有观察盲区。其次是进行 CT 检查。除了结石、壁钙化、大肿瘤以外，CT 平扫很难找到异常，此时需要进行 CT 增强。增强时，扫描早期相和晚期相。

对于小病变的观察及详细诊断，目前最有用的是 EUS。此外，还有 MRI 或 MRCP 等。

缩略语表

ENGBD endoscopic naso-gallbladder drainage 内镜下经乳头鼻胆囊管引流术

RAS rokitansky-aschoff sinus 罗 - 阿氏窦

IDUS intraductal ultrasonography 导管内超声检查

BiliN biliary intraepithelial neoplasia 胆道上皮内瘤变

POCS peroral cholangioscopy 经口胆道镜

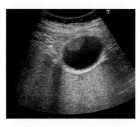

US
胆囊底部表面光滑的隆起性病变。

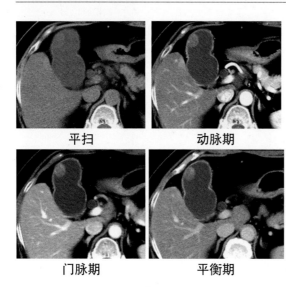

平扫　　　　　　　　动脉期

门脉期　　　　　　　平衡期

CT
胆囊底部强化的类圆形肿瘤。
周围胆囊黏膜弥漫性增厚。

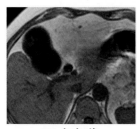 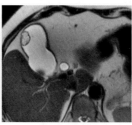 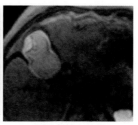

T1 加权像　　　　　T2 加权像　　　　　弥散加权成像

MRI
胆囊底部肿瘤显示 T1 加权像低信号，T2 加权像高信号。
弥散加权成像有弥散受限。

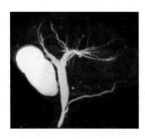

MRCP
有胰、胆管合流异常（新古味分型 Ⅱa 型）。

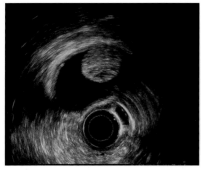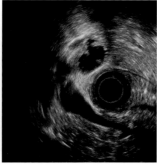

EUS
胆囊底部表面光滑的有蒂肿瘤性病变。胆囊颈部有伴胰、胆管合流异常的增生性改变。

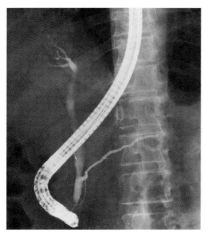

ERCP
有胰、胆管合流异常，胆汁中淀粉酶呈12 733IU/L 的高值。

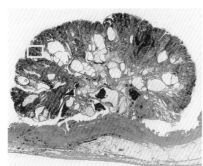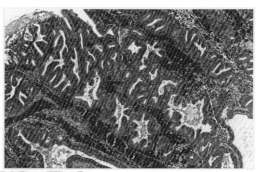

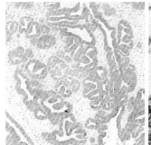

MUC5AC   MUC6

病理
含胃幽门腺样黏液的矮的柱状肿瘤细胞呈乳头状增生。

合并胰、胆管合流异常的胆囊腺瘤

胆囊

局限性

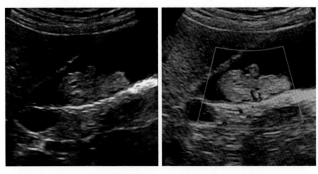

US
胆囊体部隆起性病变。

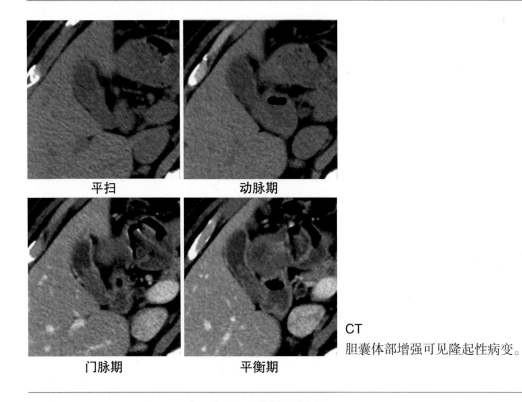

平扫　　　　　　　动脉期

门脉期　　　　　　平衡期

CT
胆囊体部增强可见隆起性病变。

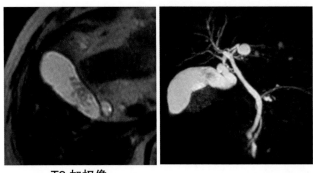

T2 加权像

MRI（左）/MRCP（右）
胆囊体部有信号缺失（signal defect）。

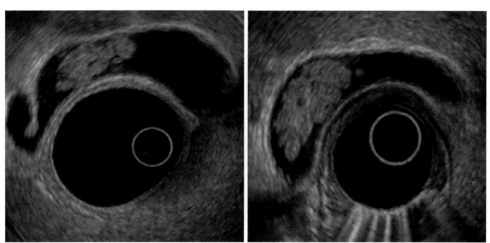

EUS

胆囊体部 30mm 分叶状隆起性病变。未见蒂，几乎呈漂浮状态。未见壁外浸润。

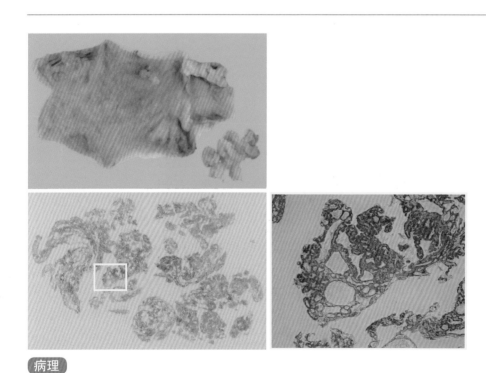

病理

组织学表现：乳头状腺癌，深度达黏膜固有层（m）。

胆囊腺瘤、腺瘤内癌

胆囊

局限性

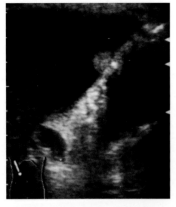

US
胆囊体部表面光滑的隆起性病变。

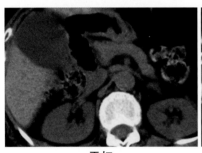
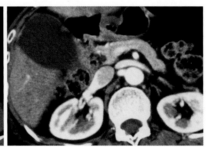

平扫　　　　　　　　　　　　动脉期

CT
胆囊体部增强可见隆起性病变。

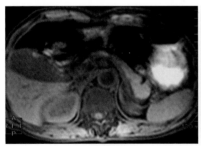
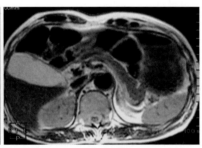

T1 加权像　　　　　　　　　T2 加权像

MRI
胆囊体部隆起性病变呈T1 加权像高信号，T2加权像低信号。

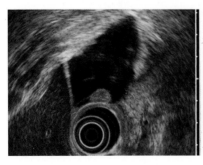
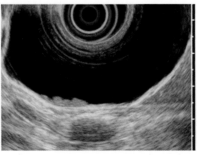

EUS
胆囊体部表面光滑的亚蒂隆起性病变。此外，存在其他低矮的黏膜隆起性病变，表面不平整。

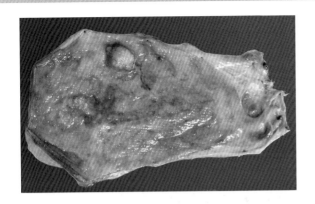

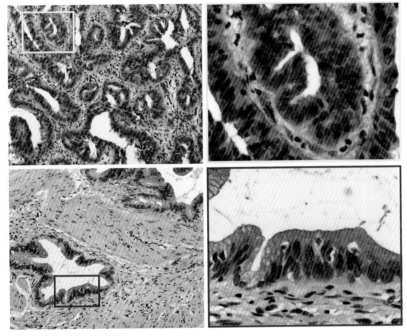

病理

组织学表现：与胆囊体部亚蒂腺瘤一致的乳头状腺瘤增生。此外，在胆囊底部的平坦型隆起性病变内有伴浸润至固有肌层（mp）的高分化型管状腺癌的组织像。

胆囊癌

胆囊　局限性

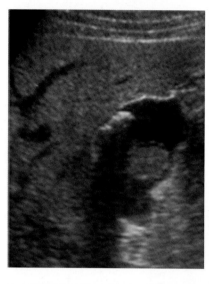

US
胆囊内可疑胆结石的高回声病变和胆囊
体部与周围肝脏呈同等回声强度的隆起
性病变。肿瘤为亚蒂，内有点状高回声。

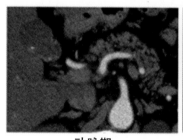　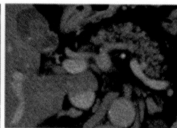　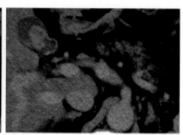

　　动脉期　　　　　　　　门脉期　　　　　　　　平衡期

CT
胆囊颈部的亚蒂隆起性病变。CT 增强呈延迟强化，部分有不强化区。

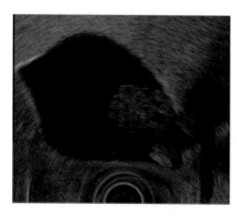

EUS
胆囊内隆起性病变的表面平整，有线性
高回声。内部与周围肝脏等回声，伴部
分高回声点和无回声区。

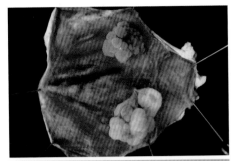

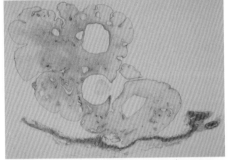

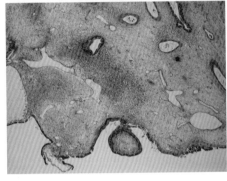

病理

组织学表现：胆囊颈部 20mm 的有蒂息肉。被无异型的单层上皮覆盖，水肿，间质内部分可见炎症细胞浸润。

纤维性息肉

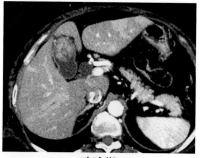

动脉期

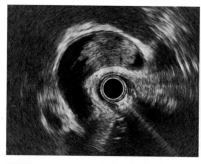

门脉期

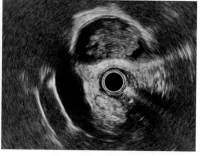

门脉期

CT

胆囊底部强化的亚蒂乳头状隆起。胆总管轻度扩张，没有明确的梗阻点。

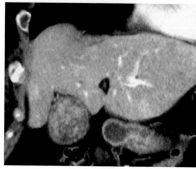

EUS

胆囊底部直径38mm亚蒂不平整的隆起性病变。基底部黏膜增厚，保留黏膜的连续性。胆囊壁外层保持高回声区，考虑浸润至浆膜下层（ss）浅层。胆总管16mm扩张，未见梗阻点。

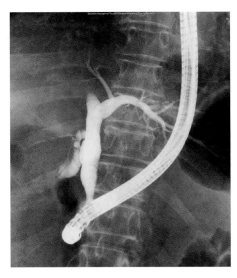

ERCP

胆道造影无合流异常。胆总管扩张，但未找到梗阻点。

从胆囊体部到底部有可疑乳头状隆起的充盈缺损像。胆汁中淀粉酶 63 730IU/L。可疑合并胰液胆汁反流症的胆囊癌。实施全层胆囊摘除术及肝外胆管切除术。

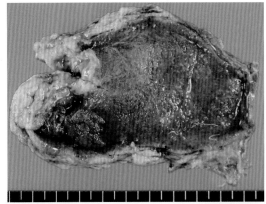

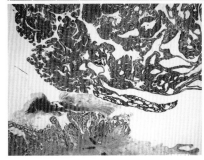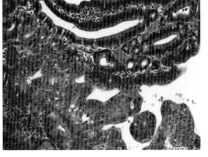

病理

组织学表现：在息肉病灶处可见柱状细胞和富含染色质的短梭形核的异型上皮，呈乳头状管状增生的组织像或呈高分化型管状腺癌组织像，癌的大部分局限在黏膜固有层（m），一部分浸润至浆膜下层（ss）浅层，诊断为胆囊癌 T2，N0，M0，pStage Ⅱ。

合并胰液胆汁反流症的胆囊癌

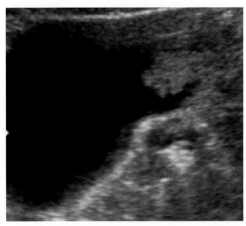

US
胆囊底部亚蒂表面不平整的隆起性病变。

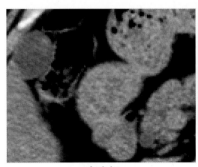 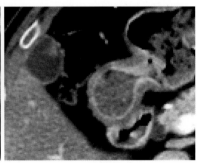

动脉相　　　　　　　　　门脉相

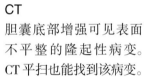

CT
胆囊底部增强可见表面不平整的隆起性病变。CT平扫也能找到该病变。

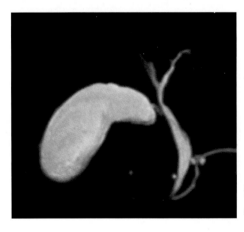

MRCP
很难找到明确的病变。

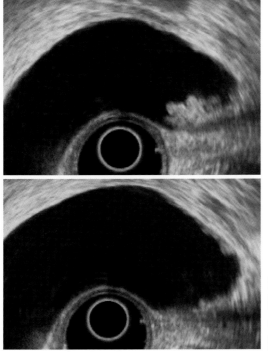

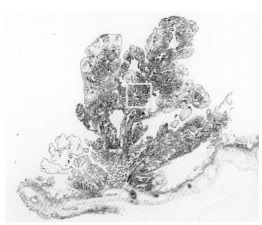

EUS
胆囊底部有蒂、表面不平整类似实质脏器样回声的病变。病变周围伴低乳头状隆起。

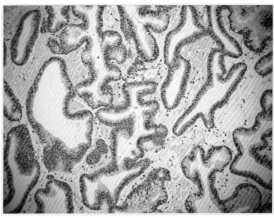

病理

组织学表现：组织学上是乳头状癌，深度达黏膜固有层（m）。

胆囊癌

胆
囊

局
限
性

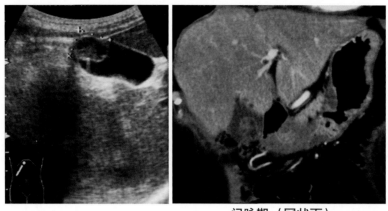

门脉期（冠状面）

US（左）

胆囊底部类圆形肿瘤。内部回声不均一，部分有彗星状回声。

CT（右）

底部边缘增强后可见类圆形肿瘤。内部有分隔结构。

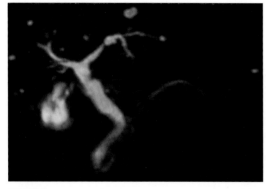

MRCP

胆囊底部有分隔结构的囊性病变。部分区域
有实性成分。胆囊呈收缩状态。

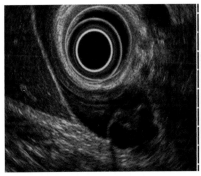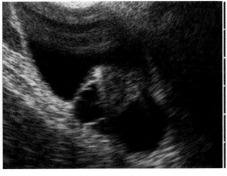

EUS
胆囊底部亚蒂囊性病变。内有分隔结构，部分伴结节影。

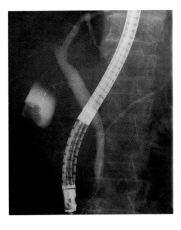

ERCP
胆囊底部亚蒂隆起性病变，表面凹凸不平。

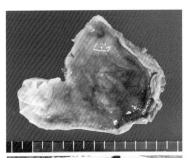

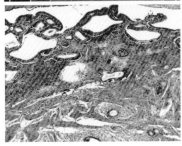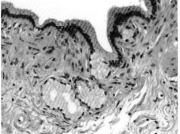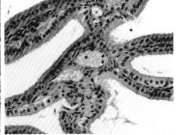

病理

组织学表现：胆囊底部可见大量 RAS，周围伴纤维肌层增生。

胆囊腺肌瘤

胆囊

局限性

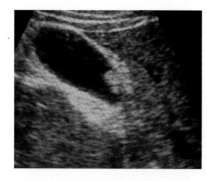

US
胆囊颈部亚蒂病变。表面轻度凹凸不
平，内部有高回声。

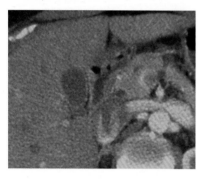

CT（动脉期）
增强也无法显示胆囊内病变。

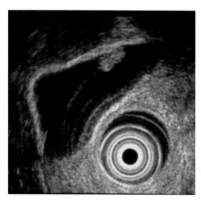

EUS
表面较平整的无蒂病变。内部中等回
声，部分无回声。

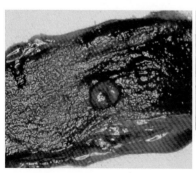
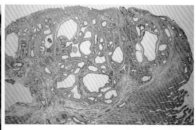

病理

肉眼表现：表面平整的
隆起性病变，呈黏膜下
肿瘤样外观。

组织学表现：隆起部分
由增生的胃底腺组织构
成。内部胆管扩张，为
胆囊异位性胃黏膜。

胆囊异位性胃黏膜

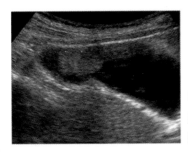

US
胆囊底部内部回声不均匀的无蒂隆起性
病变。

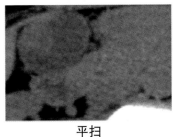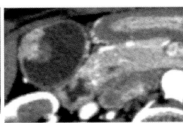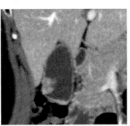

　　平扫　　　　　　　　　动脉期　　　　　　　门脉期（冠状面）

CT
CT 平扫也可发现底部乳头状隆起性病变。增强提示早期强化更明显。

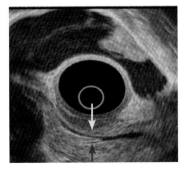

EUS
隆起性病变正下方呈高回声的外层完整。
另可见胰、胆管合流异常（⇨：胆管，
➡：胰管）。

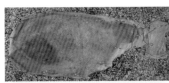

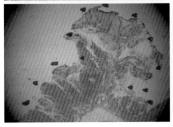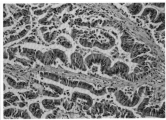

病理

肉眼表现：胆囊底部乳头状隆起
性病变。
组织学表现：与隆起一致的乳头
状癌。未见向固有肌层（mp）深
部的浸润。

合并胰、胆管合流异常

胆囊

局限性

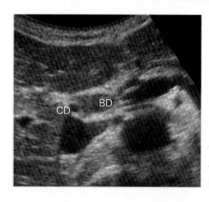

US
胆囊摘除后，从残留胆囊管（CD）到胆管（BD），与周围肝脏呈同等回声的隆起性病变。

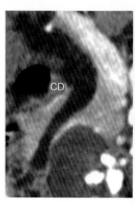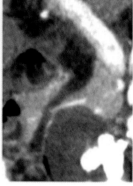

CT（动脉期，冠状面）
残留胆囊管略上游部位胆管内可见隆起性病变的强化灶。

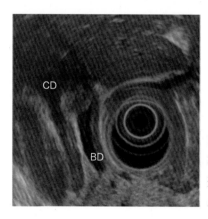

EUS
在胆囊管分支部可见压迫胆管的隆起性病变。表面光滑伴外侧高回声，考虑为胆管外肿瘤压迫胆管。

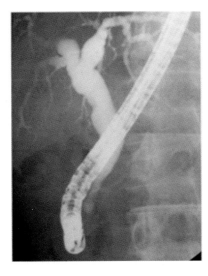

ERCP
在胆囊管分支部位胆管单侧受压。

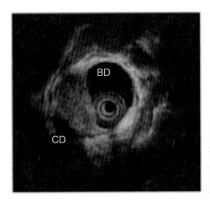

IDUS
残留胆囊管和胆管之间可见肿瘤性病变。表面光滑，且胆管外侧高回声保持完整，故考虑为发生于胆管外的肿瘤。

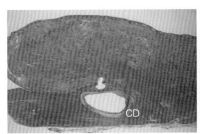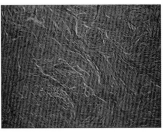

病理
黏膜下结缔组织间质内被截断的神经纤维束增生，考虑为残端神经瘤。

神经鞘瘤

胆囊

局限性

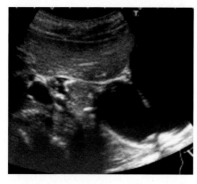

US
从胆囊颈部到胆囊管的低回声肿瘤。胆囊肿大。

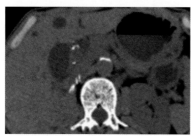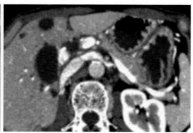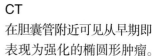

平扫　　　　　　　　　　　　动脉期

CT
在胆囊管附近可见从早期即表现为强化的椭圆形肿瘤。

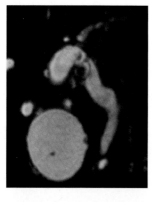

MRCP
胆囊管部位可见边缘光滑的信号缺失（signal defect），可疑胆囊管肿瘤。

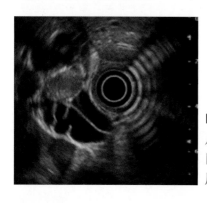

EUS
从胆总管扫描，可见胆囊管处椭圆形低回声肿瘤。肿瘤周围胆囊管壁的高回声层保持完整，考虑为胆囊管内肿瘤。

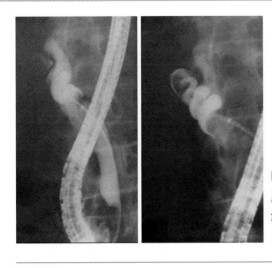

ERC

胆囊管的球囊造影（左），胆囊管内边
缘平整的充盈缺损，高压造影也没有对
比剂流入胆囊。

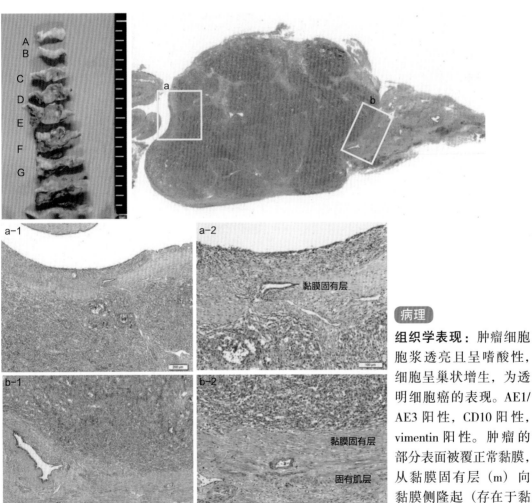

病理

组织学表现：肿瘤细胞
胞浆透亮且呈嗜酸性，
细胞呈巢状增生，为透
明细胞癌的表现。AE1/
AE3 阳性，CD10 阳性，
vimentin 阳性。肿瘤的
部分表面被覆正常黏膜，
从黏膜固有层（m）向
黏膜侧隆起（存在于黏
膜固有层）。

肾细胞癌的胆囊管转移

胆囊

局限性

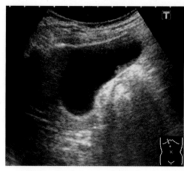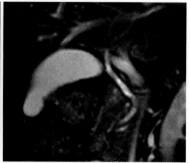

US（左）/ MRCP（右）

从胆囊体部到底部的腹腔侧可见表面欠平整的平坦隆起。

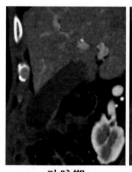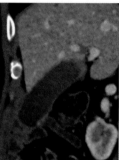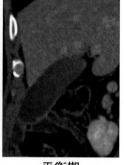

动脉期　　　　　**门脉期**　　　　　**平衡期**

CT（冠状面）

从胆囊体部到底部有早期强化的扁平隆起性病变，在平衡期强化减弱。

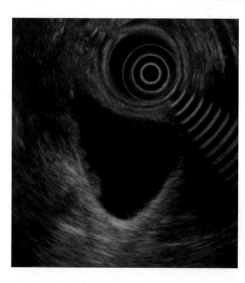

EUS

从胆囊体部到底部表面欠光滑的扁平隆起，外侧高回声层保持完整。

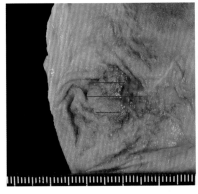 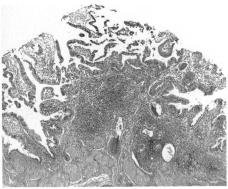

HE（×1）

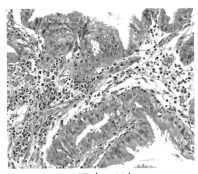 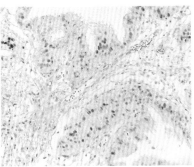

HE（×10）　　　　　　　　　p53

病理

组织学表现：胆囊底部平坦的结节状隆起，病理学上肿瘤为局限于
黏膜固有层（m）的高分化型腺癌，p53过表达。

胆囊癌

专栏　转移性胆囊肿瘤

疾病概念　属于罕见胆囊肿瘤，发生率为癌患者的5.8%。在肾细胞癌、恶性
黑色素瘤中较常见，在胃癌、大肠癌、肝细胞癌和乳腺癌等肿瘤中也有病例报
道。转移途径包括血行、淋巴和播散性。

临床表现　多无症状，引起胆囊管闭塞则有胆囊炎症状。

影像学诊断　有报道称腹部超声有意义，第一层的高回声多保持完整，多在深
部形成边界清楚的肿瘤像，但仅凭影像学诊断很难与良性胆囊息肉和原发性胆囊
癌相鉴别。

病理　胆囊转移的主体位于黏膜下，胆囊转移病灶的初期呈黏膜下肿瘤形态，
随着生长形成有蒂形态。也有呈弥漫性浸润的病例报道。

治疗　转移性胆囊肿瘤没有引起肝床浸润的报道，单纯实施胆囊摘除术即可。
但与原发性胆囊癌鉴别困难，常按胆囊癌标准手术。

预后　如果不发生其他脏器转移，在肾细胞癌中有的病例可长期生存，但在恶
性黑色素瘤或胃癌等肿瘤中预后形势相当严峻。

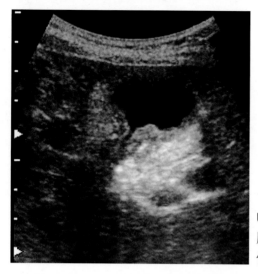

US
胆囊颈部无蒂、表面平整、局限性隆起
性病变。

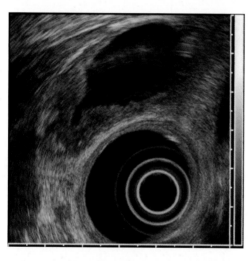

EUS
隆起性病变见于体部。

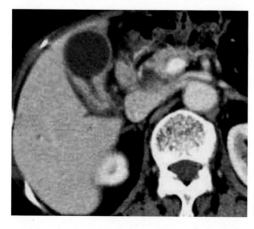

CT（门脉相）
从胆囊颈部到体部的隆起性病变均匀
强化。

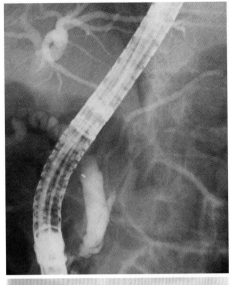

ERCP
胆管非扩张型胰、胆管合流异常。

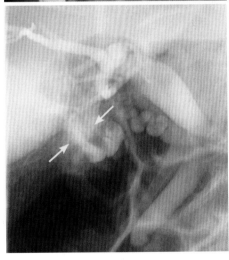

胆总管的胆汁中淀粉酶 32 000IU/L，胆
囊颈部内腔狭窄 （──➤）。

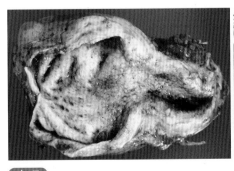

病理

组织学表现： 胆囊摘除术的术后病理，从胆囊颈部到体部的隆起性病变，
诊断为深度达浆膜下层（ss）的腺鳞癌。

合并胰、胆管合流异常的胆囊癌

隆起　无蒂　表面平整

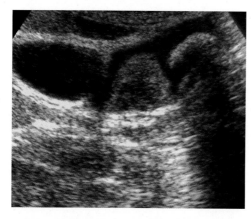

US
胆囊体部无蒂病变，表面平整，内部低回声，中心部有更低回声区，伴结石。

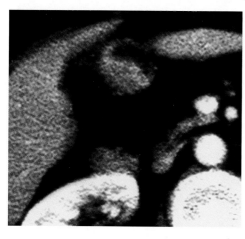

CT（动脉相）
病变部位强化效果。

专栏　胆囊管癌

（疾病概念）　胆囊管癌（cystic duct carcinoma）在《胆管癌处理规范 第6版》中分类为胆囊癌。作为狭义的诊断标准，Farrar 诊断标准（①肿瘤局限于胆囊管；②胆囊、肝管、胆总管内无肿瘤；③组织学上确认癌细胞的存在）非常有名。而作为广义的诊断标准，也包括癌的主体在胆囊管的病例。

　　胆囊管存在于肝十二指肠系膜内，无固有肌层，由黏膜、纤维肌层和浆膜组成。因此，胆囊管癌容易浸润至系膜内及胆管。另外，与胆管癌的表现类似，常需要与胆管癌相鉴别。

（临床表现）　无特有症状，因胆囊管堵塞导致胆囊紧张、饱满肿大，引起堵塞性胆囊炎，出现腹痛、发热，有时可见腹部肿瘤。随着病变进展，伴胆管浸润时可出现黄疸。

（病理）　在组织学上大部分为腺癌。与普通胆囊癌一样，表现为黏膜内的高分化型腺癌，常伴黏膜内进展。通常在浸润部位分化度较低，不是中分化型就是低分化型腺癌。

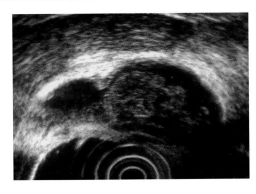

EUS
表面较平整的无蒂病变。内部低回声，
外侧高回声层不清楚。

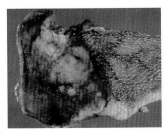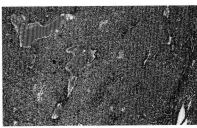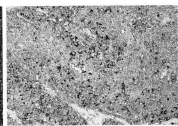

病理

肉眼表现：伴表面轻度凹凸不平的结节状病变。
组织学表现：细胞呈片状增生，核小。为内分泌肿瘤。
免疫染色：嗜铬素 A 阳性。

内分泌肿瘤

容易浸润至浆膜下层，脉管侵袭、神经浸润也高发。

其进展方式与胆管癌类似，特点是在肝十二指肠系膜内呈弥漫性间质浸润。而其淋巴结转移形式及向肝床直接浸润等，则多与胆囊原发癌类似。

诊断 早期发现困难，首先筛查很重要。US 见胆囊肿大、胆泥、无结石性胆囊炎等胆囊异常表现时，应怀疑胆囊管癌的存在。在 CT 和 MRI 确认病变的基础上，积极推荐 EUS 精查。进一步通过 ERCP 的胆道造影、IDUS 的胆管浸润评估等进行包括进展范围在内的整体评估。

治疗 首选手术切除，标准术式是胆囊摘除 + 肝外胆管切除 + 淋巴结清扫。根据肿瘤进展范围常需要采用扩大手术，包括肝右叶扩大切除术、胰头十二指肠切除术（PD）和肝切除 +PD。对于不能手术切除的病例，化疗也是可选的方案。

预后 与其他原发部位的胆囊癌相比，多预后不良。

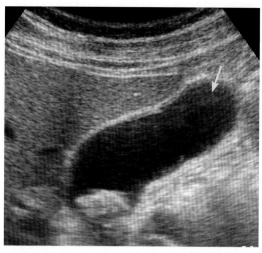

US

胆囊颈部可见胆结石。在体底部可见表
面平整的低隆起性病变（——➤）。

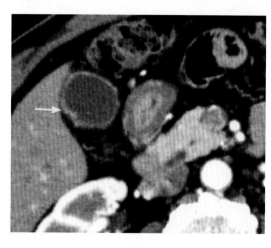

CT（动脉期）

在体底部胆囊壁的部分区域，有较周围
轻度增厚伴强化的隆起性病变（——➤）。

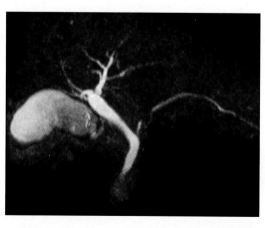

MRCP

体底部壁轻微凹凸不平，很难找出明确
病变。

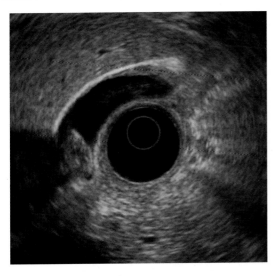

EUS

胆囊颈部有结石。体底部有矮的隆起性
病变。内部为实质样回声，表面平整。

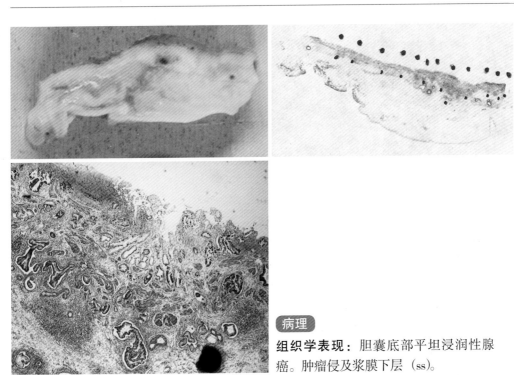

病理

组织学表现：胆囊底部平坦浸润性腺
癌。肿瘤侵及浆膜下层（ss）。

胆囊癌

隆起　无蒂　表面凹凸不平

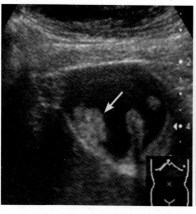 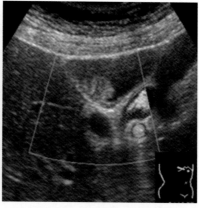

US
胆囊底部无蒂、表面凹凸不平的隆起性病变（➞）。

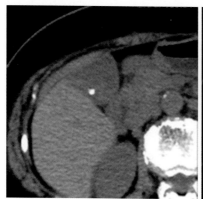 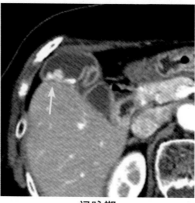

平扫　　　　　　　门脉期

CT
CT平扫可检出肿瘤。增强CT（门脉期）可见强化的隆起性病变（➞）。

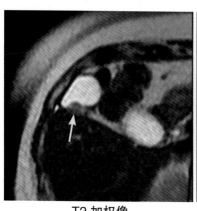 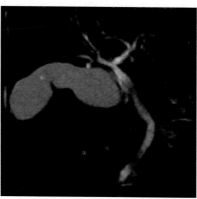

T2加权像

MRI（左）/MRCP（右）
T2加权像可见胆囊底部低信号的隆起性病变（➞）。

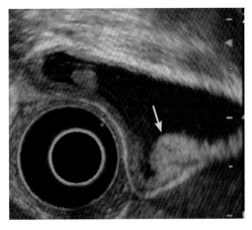

EUS
胆囊底部分叶状无蒂低回声肿瘤（——►）。

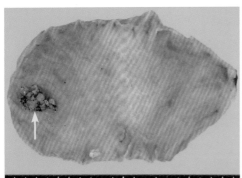

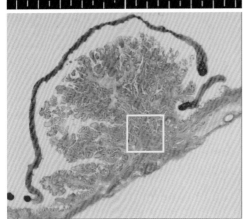
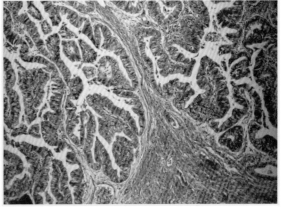

（病理）

组织学表现：乳头状~高分化型管状腺癌。深度达黏膜固有层（m）。

胆囊癌

胆囊

局限性

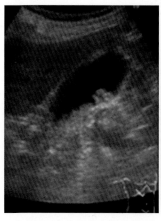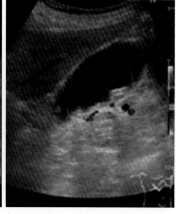

US
体部腹腔侧乳头状隆起性病变。
无蒂，肿瘤局部有血流。

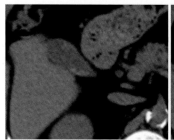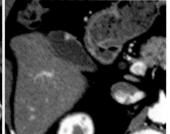

平扫　　　　　　　　动脉期

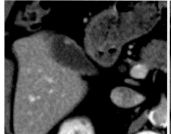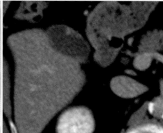

门脉期　　　　　　　平衡期

CT
体部腹腔侧伴强化的无蒂乳头状
隆起性病变。颈部有低密度区，
可疑为不强化的结石。

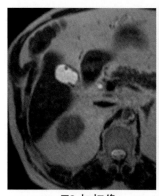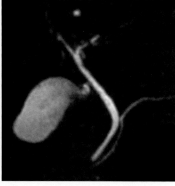

T2加权像

MRI（左）/ MRCP（右）
体部腹腔侧无蒂乳头状隆起性病
变。MRCP未见胆囊管、胆管的异
常表现。

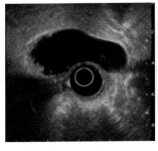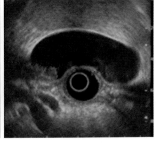

EUS

体部无蒂乳头状隆起性病变。外侧高回声层保持完整。颈部有伴声影的高回声，为结石的表现。

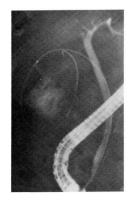

ERC

实施 ENGBD，冲洗细胞诊断可疑腺癌。

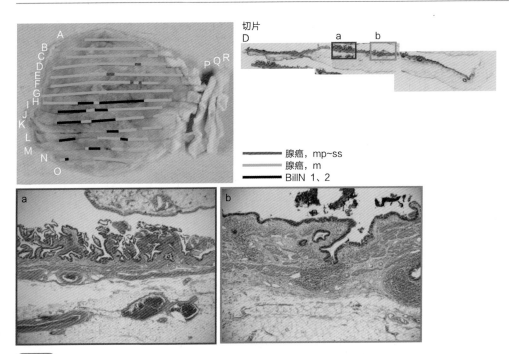

切片 D

— 腺癌，mp~ss
— 腺癌，m
— BilIN 1、2

a

b

病理

胆囊底部到颈部的矮的乳头状肿瘤，部分病变较厚，深度几乎均达黏膜固有层（m）(a)，较厚病变部位肿瘤部分浸润超过肌层。诊断为胆囊癌 T2，N0，Stage Ⅱ。

胆囊癌

隆起　无蒂　表面凹凸不平　　　　　　　　　　**70 多岁，男性**

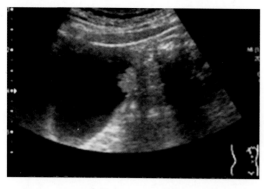

US
底部乳头状隆起性病变。附着部位较宽，不能随体位变换而移动。

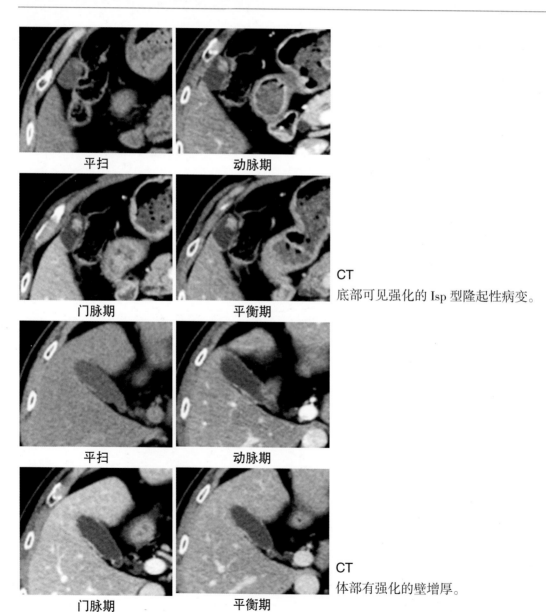

平扫　　　　　　　　动脉期

CT
底部可见强化的 Isp 型隆起性病变。

门脉期　　　　　　　平衡期

平扫　　　　　　　　动脉期

CT
体部有强化的壁增厚。

门脉期　　　　　　　平衡期

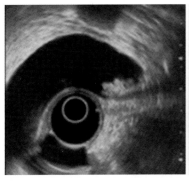 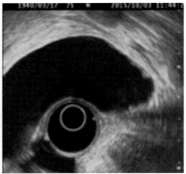

EUS

底部乳头状隆起性病变的附着部宽。周围连续有Ⅱa型低矮乳头状隆起。体部无隆起性病变。

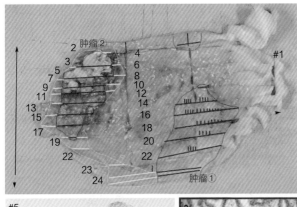

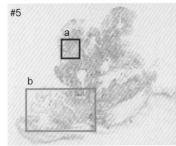 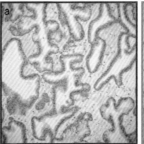 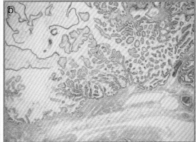

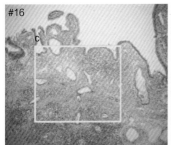 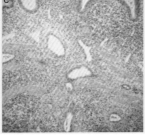

病理

组织学表现：底部无蒂乳头状隆起性病变和体部局部黏膜不平整。底部隆起处肿瘤细胞呈管状、乳头状增生，周围处为低矮的乳头状肿瘤。肿瘤达黏膜固有层（m）。体部黏膜不平整部位为管状增生的肿瘤细胞浸润至浆膜下层（ss）。两个肿瘤未见连续性。

胆囊癌

胆
囊

局
限
性

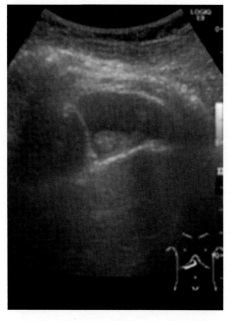

US
胆囊底部无蒂隆起性病变。表面轻度凹
凸不平。

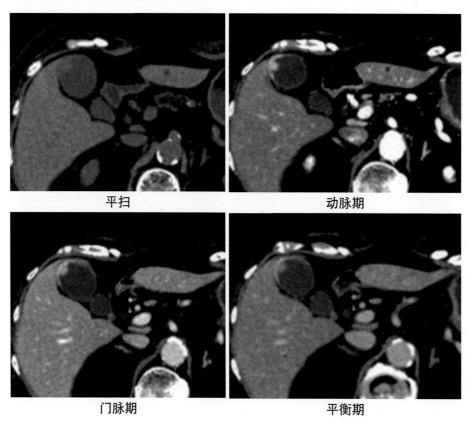

| 平扫 | 动脉期 |
| 门脉期 | 平衡期 |

CT
CT 平扫也可见到肿瘤。增强后肿瘤从早期开始出现强化，之后持续强化。

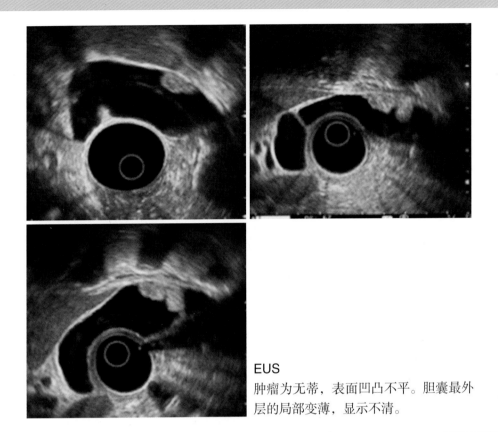

EUS

肿瘤为无蒂，表面凹凸不平。胆囊最外层的局部变薄，显示不清。

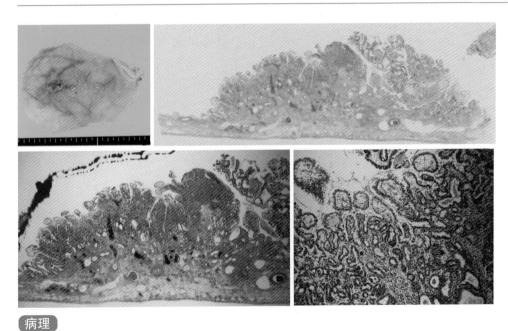

病理

组织学表现： 胆囊底部管状、腺管状异型上皮。肿瘤侵及浆膜下层（ss）。

胆囊癌

胆囊

局限性

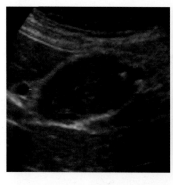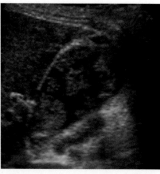

US

胆囊底部壁增厚。考虑为伴 RAS 扩张的无回声区。腔内可疑胆泥淤积。

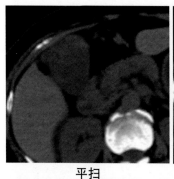

平扫　　　　　　　　　动脉期

门脉期　　　　　　　　平衡期

CT

胆囊底部壁增厚和向腔内突出的肿瘤。形态不整，从动脉期到平衡期强化程度越来越明显。在胆囊底部的壁增厚部分内可见囊状低密度区。

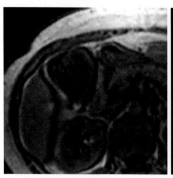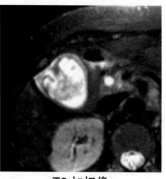

T1 加权像　　　　　　　T2 加权像

MRI

肿瘤的 T1 加权像呈低信号，T2 加权像呈高信号。

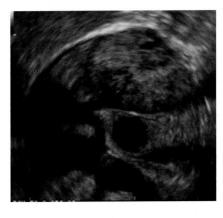

EUS
胆囊腔内充满胆泥或凝血块。底部可见伴 RAS 扩张的壁增厚，腔内侧有回声略高的乳头状隆起。

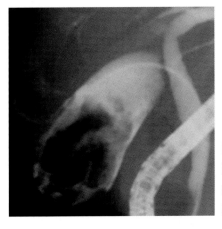

ERCP
胆囊内考虑为肿瘤引起的充盈缺损。ENGBD 留置行胆汁细胞学诊断，未见恶性证据。

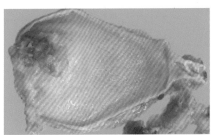
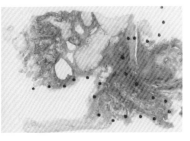
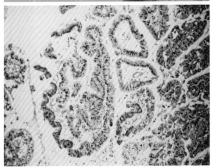

病理

肉眼表现：胆囊底部表面呈明胶状的隆起性病变。
组织学表现：范围较肉眼广泛，胞体内或周围有含大量黏液的异型细胞，增生形成不规则腺管。肿瘤侵及浆膜下层（ss），伴中度静脉浸润、轻度淋巴管浸润。

胆囊黏液癌

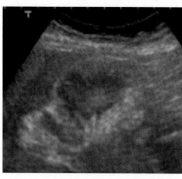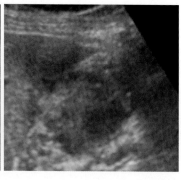

US
胆囊全周性壁增厚。腔内似乎充满胆泥。从底部到体部的肝床侧与肝脏的边界不清。

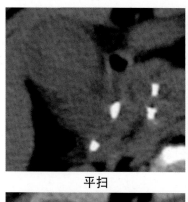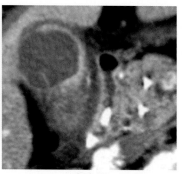

平扫　　　　　　　　　　　　动脉期

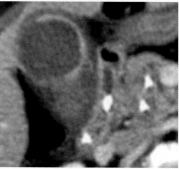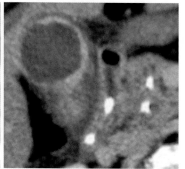

门脉期　　　　　　　　　　　平衡期

CT
胆囊底部壁增厚，明显强化。CT 平扫胆囊内高密度，可疑出血。

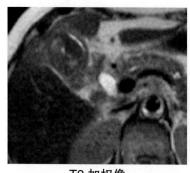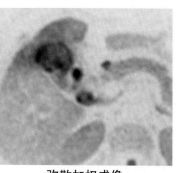

T2 加权像　　　　　　　　　弥散加权成像

MRI
胆囊底部的壁增厚在弥散加权成像中呈高信号。胆囊周围有肿大的淋巴结。

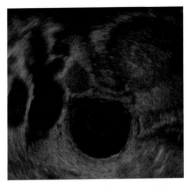

EUS
胆囊壁全周性增厚，部分向外突出。内部回声略高，可疑为与 CT 表现一致的凝血块潴留。胆囊管附近可见肿大的淋巴结。

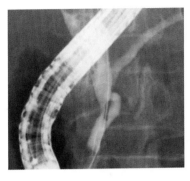

ERCP
胰、胆管合流异常。

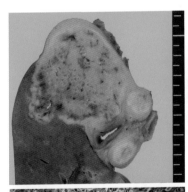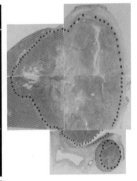

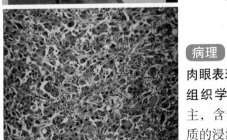

[病理]

肉眼表现：从胆囊底部到体部有肿瘤主体。
组织学表现：以高分化型鳞状细胞癌为主，含部分腺癌成分的腺鳞癌。可见肝实质的浸润及 $12b_2$、$12c$ 淋巴结转移。

合并胰、胆管合流异常的胆囊腺鳞癌

胆囊　局限性

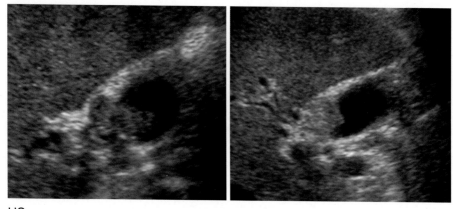

US

胆囊颈部无蒂、表面不平整的低回声肿瘤。

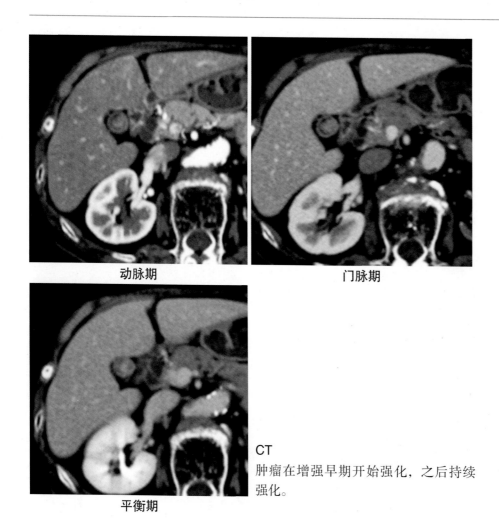

动脉期　　　　　　　　　　　门脉期

平衡期

CT

肿瘤在增强早期开始强化，之后持续强化。

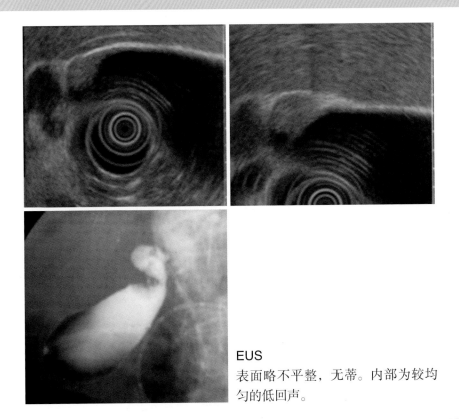

EUS
表面略不平整，无蒂。内部为较均
匀的低回声。

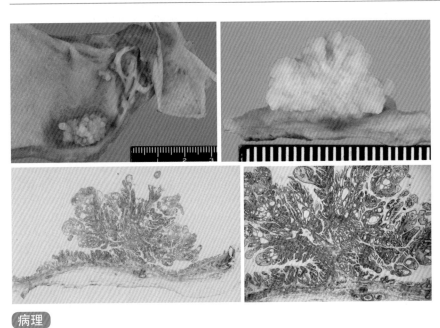

病理

组织学表现：胆囊颈部有蒂乳头状肿瘤，诊断为胆囊腺瘤。US 虽未见蒂，
但为有蒂肿瘤。

胆囊腺瘤

胆
囊

局
限
性

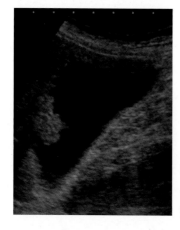

US
体部无蒂表面不平整的隆起性病变。变
换体位不移动。

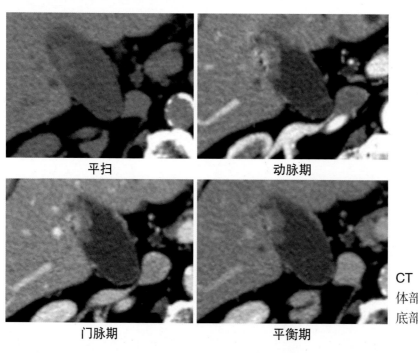

平扫　　　　　　　　动脉期

门脉期　　　　　　　平衡期

CT
体部强化的隆起性病变。
底部壁轻度增厚。

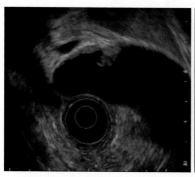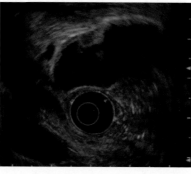

EUS
体部表面分叶状隆起性
病变。倾向无蒂。内部
实质样回声，有部分低
回声。隆起的根部与壁
增厚相连续。

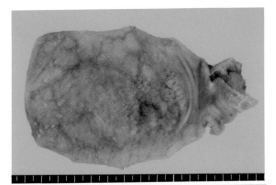

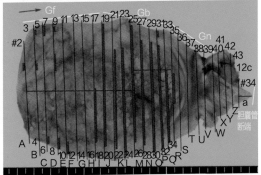

病理

肉眼表现：以体部为中心的无蒂隆起性病变。底部也有平坦隆起。

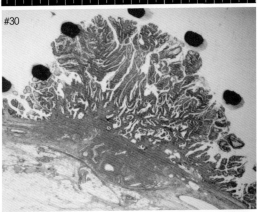

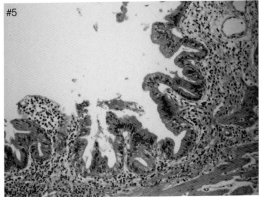

组织学表现：体部隆起部的肿瘤细胞浸润至浆膜下层（ss）。底部在黏膜固有层也可见肿瘤细胞。

胆囊癌

胆囊

局限性

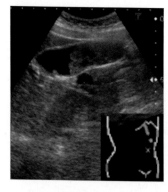

US
从体部到底部充满低回声肿瘤影。

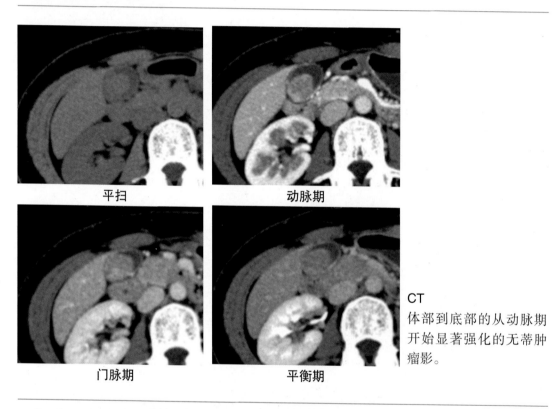

平扫　　　　　　　　　　　　动脉期

门脉期　　　　　　　　　　　平衡期

CT
体部到底部的从动脉期开始显著强化的无蒂肿瘤影。

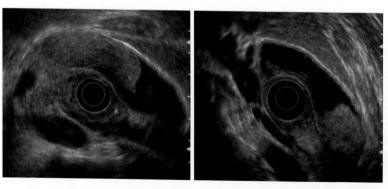

EUS
从体部到底部的低回声肿瘤影。胆囊壁结构保持完整，部分高回声层不平整。

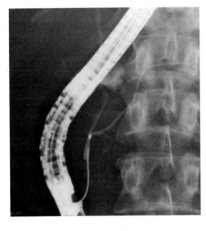

ERCP

胰、胆管合流异常。胆汁中淀粉酶为
88 150IU/L 高值。

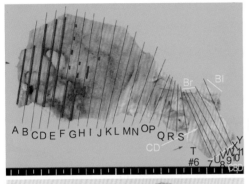

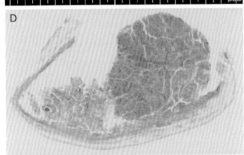

病理

肉眼表现： 从底部到体部的无蒂乳头状
隆起性病变。

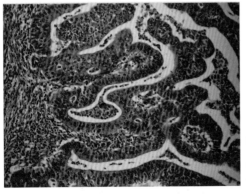

组织学表现： 隆起部异型上皮细胞呈
腺管融合或乳头状增生，细胞核大小不
一。肿瘤最深部侵及浆膜下层（ss）。

合并胰、胆管合流异常的胆囊癌

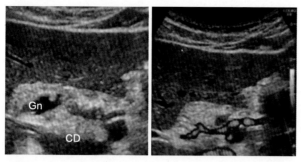

US

胆囊管（CD）可见壁增厚。胆囊颈部（Gn）黏膜未见异常。胆囊管附近有肝右动脉走行。

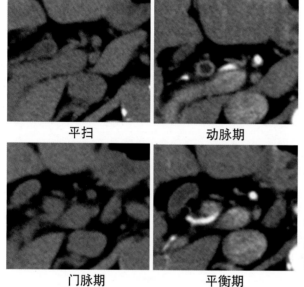

平扫   动脉期

门脉期   平衡期

CT

胆囊管到胆总管伴强化的壁增厚。增厚的胆囊管附近有肝右动脉走行。

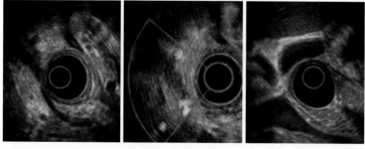

EUS

胆囊管可见肿瘤影。胆管合流部位提示肿瘤引发堵塞，但乳头部未见壁增厚。此外，胆囊壁也未见增厚。

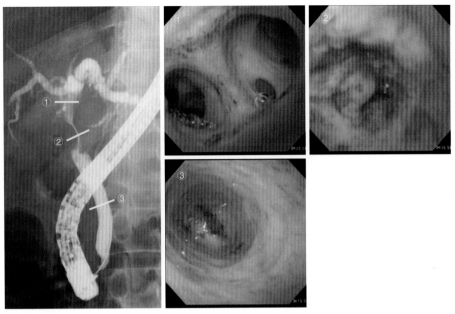

ERCP（左）/ POCS（右）

胆管上部胆囊侧单侧受压狭窄。POCS可见与狭窄部位一致的不平整的黏膜发红、乳头状隆起性病变（②），狭窄部位活检为腺癌。另外，肝门部胆管表面黏膜略水肿，提示可能有壁内进展（①）。下部胆管未见异常（③）。

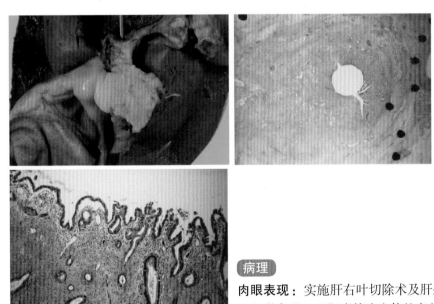

病理

肉眼表现：实施肝右叶切除术及肝外胆管切除术。
组织学表现：以胆囊管为主体的高分化型管状腺癌。在胆总管有向肝门部方向的壁内进展，左肝管断端阳性。

胆囊管癌

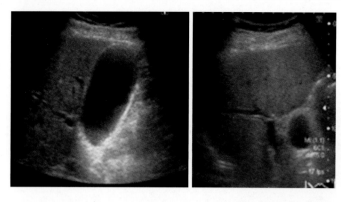

US

胆囊轻度肿大但未见壁增厚。虽无结石但有胆泥淤积。因深部衰减而很难进行颈部侧的观察。

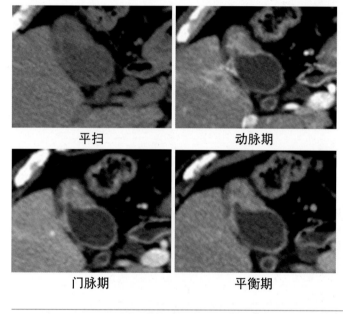

平扫　　　　　　动脉期

门脉期　　　　　　平衡期

CT

底部伴强化的局限性壁增厚。未见 CT 下可检出的明确胆结石或附壁结石。

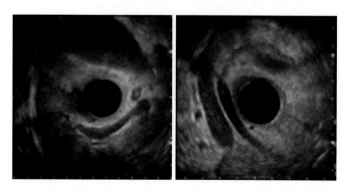

EUS

底部有壁增厚表现，整体呈均一改变。壁内考虑有 RAS 扩张的无回声区和可疑附壁结石的声影，可疑胆囊腺肌瘤病。

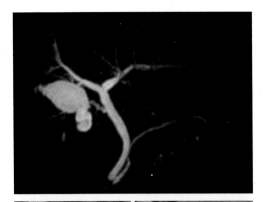

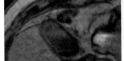

T1 加权像

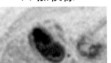

T2 加权像

弥散加权成像

MRCP（上）/MRI（下）
局限于胆囊底部的壁增厚。增厚部分 RAS 扩张，可疑壁内肿瘤。包含 T2 加权像高信号的成分，可疑胆囊腺肌瘤病。弥散加权成像下壁增厚部分为高信号。

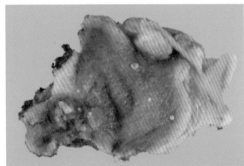

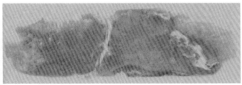

病理

肉眼表现：实施腹腔镜下胆囊摘除术。

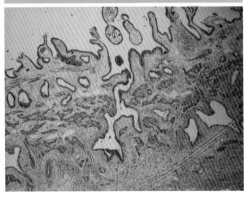

组织学表现：黏膜上皮未见异型，胆囊底部有 RAS 聚集和肌层增厚，炎症细胞浸润。

胆囊腺肌瘤病

胆
囊

局
限
性

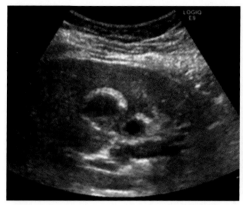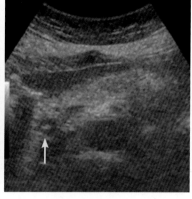

US

体部可见伴裂隙的局限性低回声壁增厚病变。胆囊颈部可见结石 （→）。

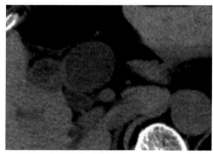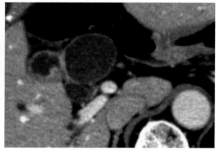

平扫　　　　　　　　　　　　　　　动脉期

CT

从体部到底部持续强化的局限性壁增厚。

专栏　**黄色肉芽肿性胆囊炎**

疾病概念　简称 XGC，属于亚急性胆囊炎，是一种呈特征性肉眼和病理组织学改变的胆囊炎。胆囊壁内形成黄色肉芽肿性结节，胆囊壁伴不平整增厚，常需与胆囊癌相鉴别。作为发生机制，结石在胆囊颈部或胆囊管的嵌顿引起胆汁从罗 - 阿氏窦（RAS）侵入胆囊壁内，被巨噬细胞吞噬，接着出现有褐色色素的黄瘤细胞（xanthoma cells）构成的肉芽肿形成，进一步发展为异物性炎症、纤维化。

临床表现　发病率较少，占全部胆囊摘除病例的 3.3% ~4.7%。结石合并率高，为 92% ~98%。临床特点是在诊断前 1~6 个月有急性胆囊炎发作的病史。此外，也有 XGC 和胆囊癌的报道。

病理　作为特征性肉眼改变，残留了急性胆囊炎的痕迹，黏膜面粗糙，存在点状出血性溃疡性病变，壁结缔组织增厚，壁内及周围可见红褐色~黄白色的结节性肉芽肿。固定后胆囊也有皮革（leather bottle）样特征表现。

　　组织学上，增厚的壁被弥漫性肉芽组织取代，黏膜上皮脱落，表面覆盖无结构的

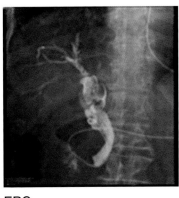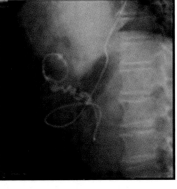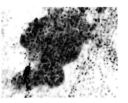

ERC

胆囊颈部有结石嵌顿。ENGBD 留置后行胆汁细胞学诊断，可见异型细胞。

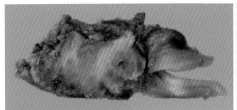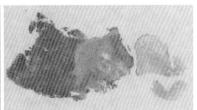

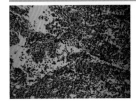

病理

组织学表现：肝床内可见中性粒细胞和泡沫状巨噬细胞浸润形成的肿瘤。未见恶性证据，诊断为黄色肉芽肿性胆囊炎。

黄色肉芽肿性胆囊炎

坏死组织和纤维性物质。包括壁内及周围有大量巨噬细胞性肉芽肿的情况（肉芽肿型）和任一切片均无肉芽肿的情况（普通型），大多数为肉芽肿型。但要注意，肉眼改变和组织学改变都会因临床病程的长短及时期不同而有所差异。

诊断　首先，证明结石嵌顿是要点。作为 XGC 的 US 像，特征性表现是胆囊壁增厚及闪亮的强反射。此外，因壁内脓肿出现胆囊壁内的无回声区或肉芽肿的高回声区。从 XGC 的形成机制角度看，US 下存在胆囊壁低回声时期和高回声时期，US 表现具有多样性。

　　CT 增强呈胆囊壁的全周性增厚和占大部分胆囊壁的低密度团块。与胆囊癌的鉴别要点是强化的黏膜面是否保持连续性，若保持连续性则可疑 XGC。另外，黏膜下有大小不等的低密度区，呈龟甲状时也应怀疑 XGC。

　　EUS 下，层结构的保留和黏膜面连续性的有无对癌的鉴别有意义。但炎症显著时层结构不清楚，与癌鉴别困难。

胆囊　局限性

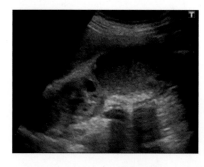

US
颈部可见高回声为主的局限性壁增厚病变，内部伴无回声区。

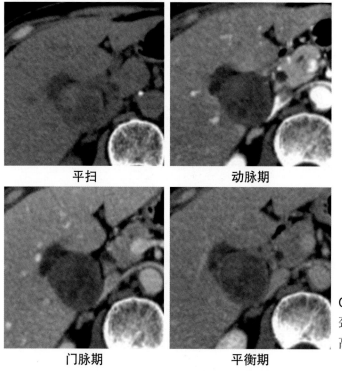

平扫　　　　　　　　　动脉期

门脉期　　　　　　　　平衡期

CT
颈部有肿瘤样壁增厚。CT平扫呈高密度，增强扫描强化不明显。

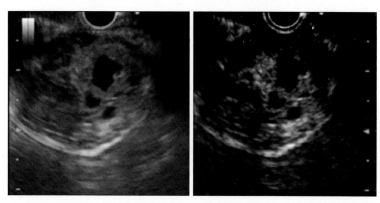

EUS
胆囊底部有壁增厚表现，造影观察壁增厚部位缓慢显影，而内部无回声区不显影，可疑肿瘤内坏死。

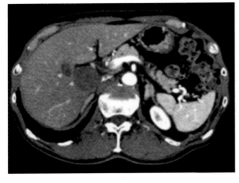

CT（门脉期）

肝 S8 可见椭圆形轻度强化的结节影。
可疑胆囊病变的转移。行肝右叶切除及
胆囊摘除术。

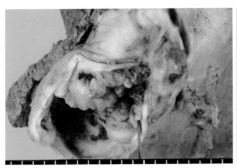
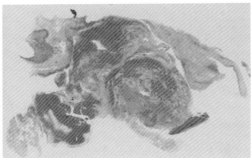

病理

肉眼表现：胆囊颈部向腔内膨胀生长的无蒂肿瘤性病变。

放大像：肿瘤中心部以出血坏死为主。

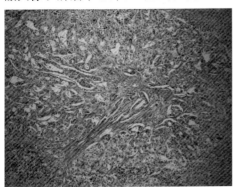
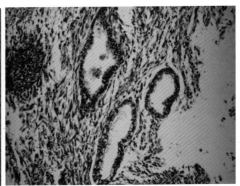

组织学表现：有异型柱状上皮管状增生的管状腺癌部分和有异型核的梭形细胞不规
则增生的肉瘤（sarcomatous）成分，可见两者的移行改变。也有与肝肿瘤同样的组织
像，诊断为癌肉瘤（carcinosarcoma）及肝转移。

胆囊腺肌瘤病

壁增厚

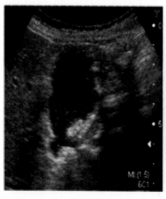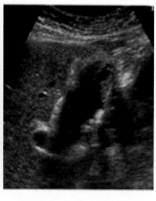

US
全周性壁增厚。尤其在底部显著增厚，内部存在可疑 RAS 的无回声区。胆囊内可见很多小结石和大量胆泥淤积。

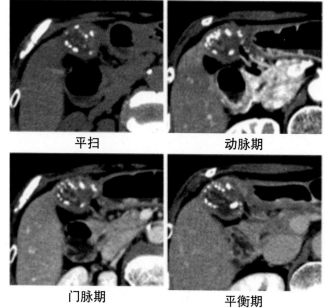

平扫　　　　　　　动脉期

门脉期　　　　　　平衡期

CT
全周性壁增厚。尤其在底部显著增厚内部可见 RAS 和附壁结石。胆囊内有很多小结石和大量胆泥淤积。胆囊底部接近横结肠。

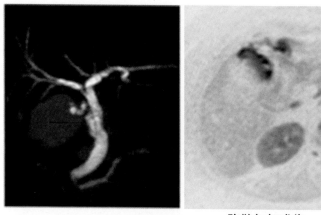

弥散加权成像

MRCP（左）/ MRI（右）
胆囊管有中位分支，未见胆管分支异常。胆囊底部与横结肠邻接部位弥散加权成像呈低信号。

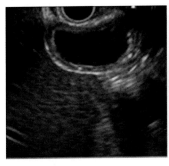
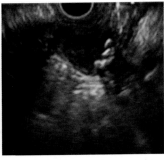

EUS

胆囊内有胆泥淤积和小结石。壁增厚，但腔内侧黏膜无明显不平整。底部可见多个附壁结石。

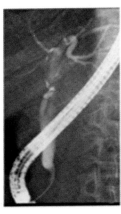
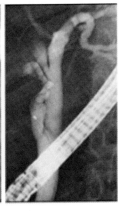

ERCP

胆囊管中位分支。胆总管内未见结石、肿瘤像。尝试行 ENGBD，因胆囊颈部有结石嵌顿，无法行胆囊内置管，不能进行胆囊内部造影。

从胆囊管行吸引细胞学诊断，未见恶性证据。

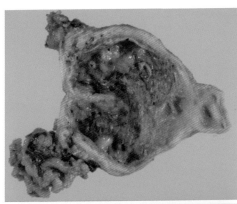
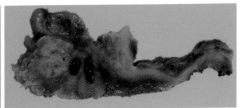
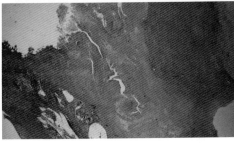

病理

组织学表现：胆囊上皮无异型。壁增厚高度纤维化，可见淋巴细胞、泡沫细胞浸润，诊断为 acute on chronic cholecystitis。与结肠粘连部位也未见异型。

acute on chronic cholecystitis

胆囊

局限性

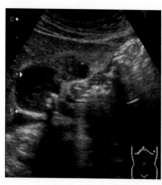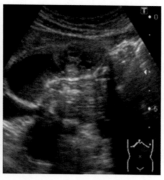

US
胆囊底部壁增厚。

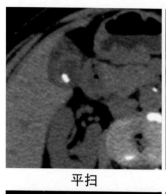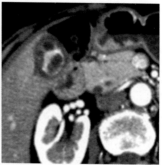

平扫　　　　　　　　动脉期

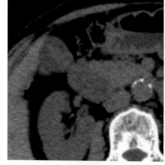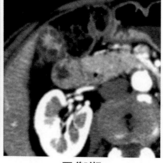

门脉期　　　　　　　平衡期

CT
胆囊底部有强化的壁增厚。胆囊内可见结石。

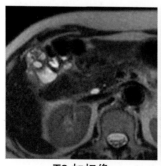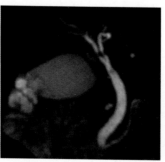

T2 加权像

MRI（左）/ MRCP（右）
胆囊底部可见扩张的 RAS，可疑胆囊腺肌瘤病。

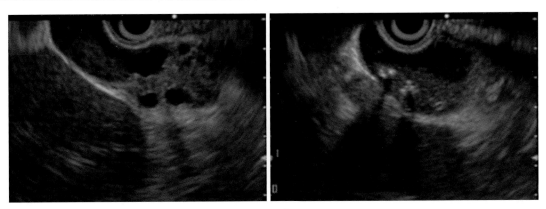

EUS

胆囊底部可见扩张的 RAS 和不平整的壁增厚。胆囊内有小结石和胆泥淤积。

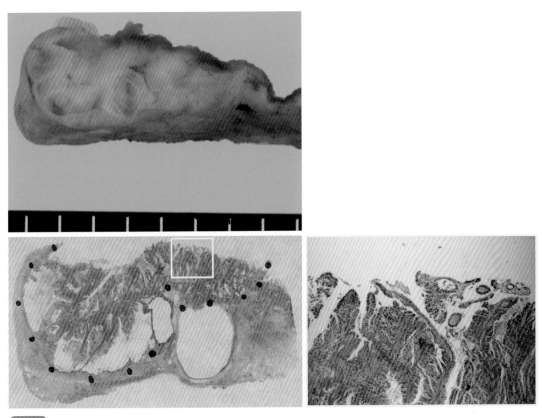

病理

组织学表现：高分化型管状腺癌和乳头状管状腺癌。深度达浆膜下层（ss）。

胆囊癌

其他 分隔结构

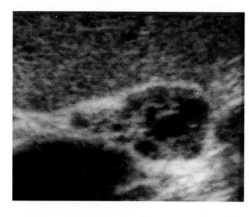

US
小胆囊内可见很多分隔状线样结构。

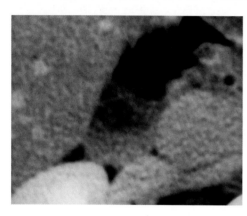

CT（门脉期）
内部的分隔结构仅有少量强化。

专栏 **胆囊腺肌瘤病**

疾病概念 胆囊腺肌瘤病（adenomyomatosis of the gallbladder，ADM）是胆囊壁内 RAS 增生、伴肌纤维增厚或黏膜上皮增生形成的局限性或弥漫性胆囊壁增厚的病变。其病因有胆囊内压升高学说、慢性炎症刺激学说和增生学说等，均未得到证实。

分型 根据病变为局限性还是弥漫性，进行如下分型：

- 局限型（fundal type：F 型 /localized type）：表现为胆囊底部局限性壁增厚。中心部也有脐状凹陷（central umblication）。
- 节段型（segmental type：S 型 /annular type）：表现为胆囊颈部或体部的全周性壁增厚。引起病变部位的胆囊腔狭窄，多形成裂隙。
- 弥漫型（generalized type：G 型 /diffuse type）：ADM 分布于整个胆囊，表现为弥漫性壁增厚。

此外，将 S 型和 F 型混合存在的情况（在胆囊底部、颈部或体部分别有局限性壁增厚，

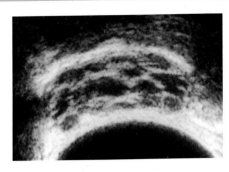

EUS
整个胆囊可见略增厚的分隔结构。

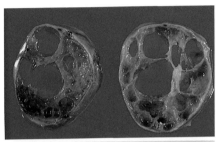

病理
肉眼表现：可见多个分隔结构。

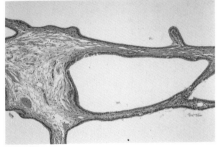

组织学表现：分隔处有平滑肌、脉管和结缔组织。

多发分隔胆囊

在体部形成裂隙的底部侧整体呈壁增厚等）也定义为混合型（S+F 型，SF 型）。

临床表现 ADM 本身没有症状，在 S 型 ADM 中，有时因裂隙底侧的内压升高而出现右上腹痛等症状。有关于合并胆结石或癌报道，但对于 ADM 是否为胆囊癌的风险因子尚不明确。

病理 RAS 增生，伴肌纤维组织增厚或上皮增生。RAS 本身也存在于正常胆囊壁内，仅根据 RAS 的存在不能诊断为 ADM。主张将"1cm 胆囊壁内有 5 个以上 RAS 增生，壁增厚超过 3mm"作为诊断标准。

诊断 重要的是证实伴 RAS 的胆囊壁增厚。F 型 ADM 在 US 或 EUS 下描述为胆囊底部的广基性隆起，而 S 型 ADM 表现在颈部或体部的壁增厚，呈三角形样突出的三角征（triangle sign），内部有代表 RAS 的无回声区或附壁结石形成的彗星状回声。G 型 ADM 的整个壁可见带状 RAS 或附壁结石。此外，有时 RAS 的 MRI T2 加权像呈高信号区，对诊断有一定帮助。

胆囊

局限性

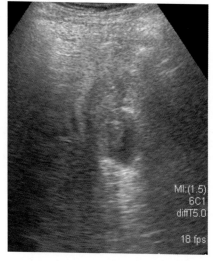

US

胆囊显示不清，壁增厚。与肝实质界限
不清。

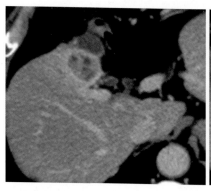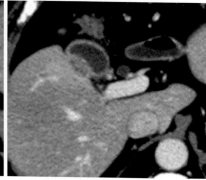

CT（门脉期）

胆囊底部内部不均
匀强化的肿瘤样病
变似乎向胆囊壁外
突出。

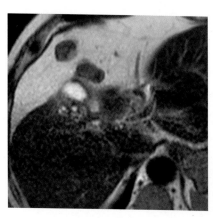

MRI（T2 加权像）

增厚的壁内部有可疑肿瘤形成的点状高
信号区。

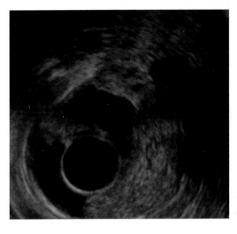

EUS
胆囊底部局限性壁增厚。黏膜面光滑，
保留高辉度的线状回声。

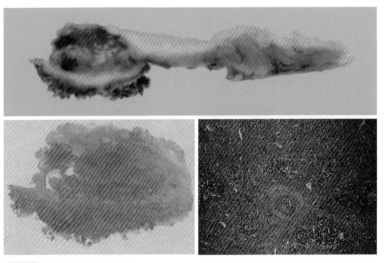

【病理】

组织学表现： 与肿瘤样病变位置一致，整体上可见包括中性粒细胞、巨噬细胞和泡沫细胞等在内的重度炎症细胞浸润。未见恶性表现，诊断为慢性胆囊炎。

慢性胆囊炎

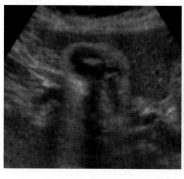
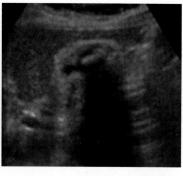

US

整个胆囊有壁增厚表现。有胆囊结石，因声影导致颈侧观察困难。

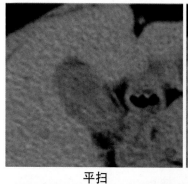
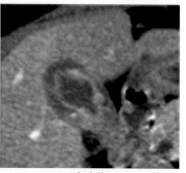

平扫　　　　　　　　　动脉期

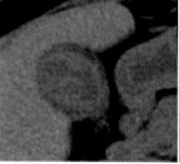
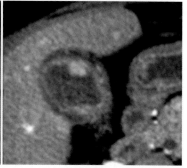

门脉期　　　　　　　　平衡期

CT

胆囊体部强化的无蒂隆起性病变，壁弥漫性增厚，波及整个胆囊。

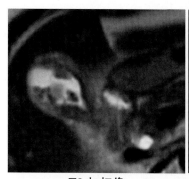
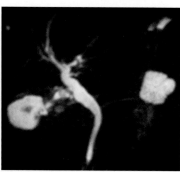

T2 加权像

MRI（左）/MRCP（右）

胆囊内有结石，体部隆起性病变呈低信号。弥漫性壁增厚，但在颈部壁内的 T2 加权像中包含高信号成分，是否合并胆囊腺肌瘤病，需要进行鉴别。

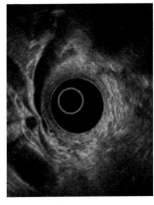 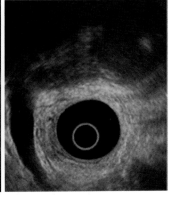

EUS

弥漫性胆囊壁增厚。颈部有可疑 RAS 扩张的无回声区，但因结石或胆泥的影响很难进行详细评估。胆管无壁增厚表现，胆囊管分支部位也未见异常。

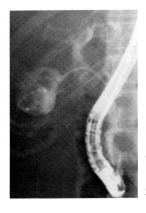

ERC

胆囊内有充盈缺损，考虑为结石及体部的隆起性病变。与体底部相比，颈部壁增厚显著。

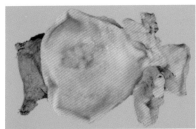 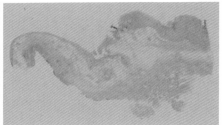

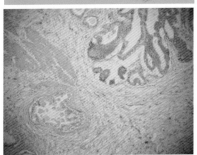

病理

肉眼表现：行扩大胆囊摘除术及肝外胆管切除术。

组织学表现：体部隆起性病变呈乳头状腺癌表现。周边也可见广范围的管状腺癌，癌几乎占据整个胆囊。胆囊颈部断端阴性。

胆囊癌

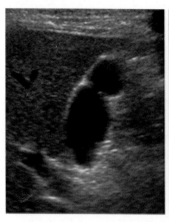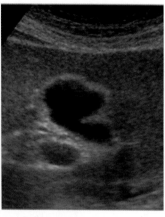

US
胆囊底部壁增厚。

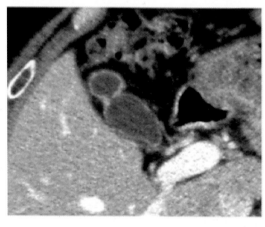

CT（门脉期）
胆囊呈全周性壁增厚。底部部分区域有
裂隙。

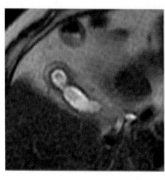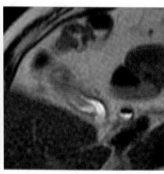

MRI（T2加权像）
胆囊内未见隆起性病变。

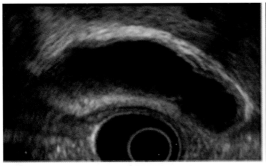
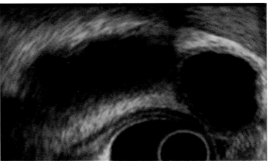

EUS

从体部到底部胆囊壁整体增厚。黏膜面较光滑。

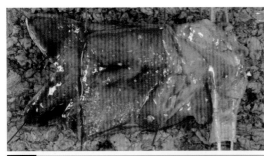
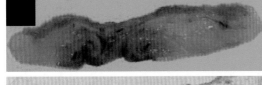
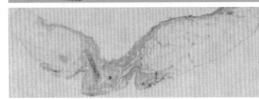
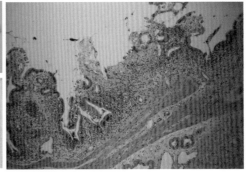

病理

肉眼表现：胆囊壁整体增厚，底部有牵拉。

组织学表现：胆囊黏膜仅见炎症细胞浸润，未见恶性证据。

慢性胆囊炎

胆囊 弥漫性

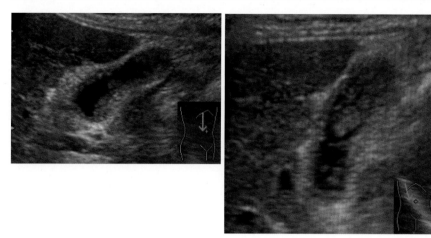

US
全周性壁增厚，底部有隆起性病变。

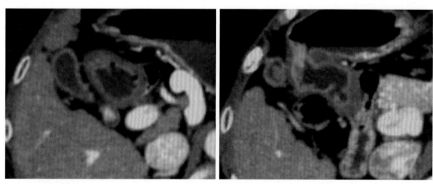

CT（门脉期）
胆囊壁呈弥漫性增厚，底部可见有强化的隆起性病变。

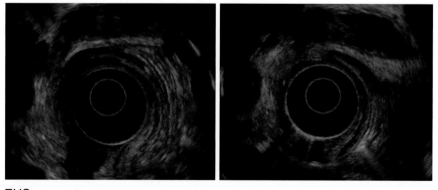

EUS
胆囊壁呈弥漫性增厚，颈部可见部分 RAS。

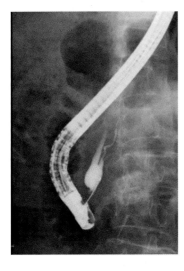

ERCP

造影显示胰、胆管合流异常，胆汁中淀
粉酶为 101 700IU/L 高值。

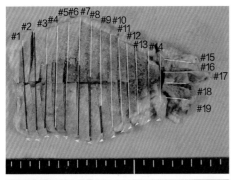

病理

肉眼表现：从体部到底部形成平坦
隆起。

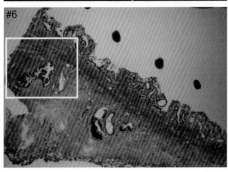
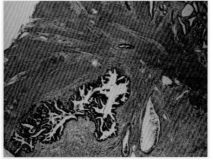

组织学表现：同部位异型上皮细胞呈类似于管状腺的管状、乳头状增生，细
胞核大小不一。大部分肿瘤局限于黏膜固有层（m），部分取代 RAS 上皮浸润
至浆膜下层（ss）。

合并胰、胆管合流异常的胆囊癌

73

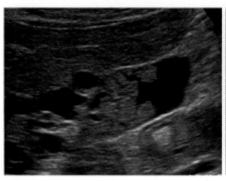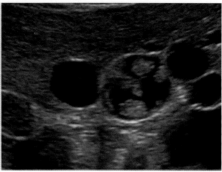

US

胆囊内呈较高回声的、桑葚状多发息肉。

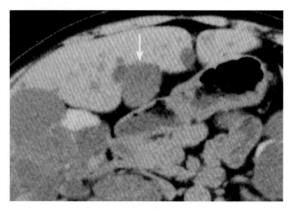

CT（门脉期）

背景有多囊肾。胆囊内未见异常（→
胆囊）。

专栏	胆固醇息肉和增生性息肉的区别

　　胆囊上皮下吞噬脂质（胆固醇酯，cholesterol ester）的巨噬细胞（泡沫细胞）聚集形成黄白色网眼状结构，称为胆固醇沉积病。聚集进一步增加，形成黏膜隆起，称为胆固醇息肉。因此，胆固醇息肉的特征性病理组织学表现为上皮下泡沫细胞吞入的脂质聚集形成隆起。脂质聚集在 US 下表现为高回声，显示为桑葚状或星星糖样有蒂息肉。

　　关于增生性息肉，在病理学上包含分型在内尚无统一观点，通常指区别于腺瘤的黏膜上皮增生形成的息肉。根据形成息肉的上皮成分不同，分为固有上皮型和化生上皮型。固有上皮型呈有蒂，表面不平整，内部回声较均一，但部分显示泡沫细胞的点状高回声，此时与胆固醇息肉鉴别困难。而化生上皮型一般为无蒂，大小在 3~4mm

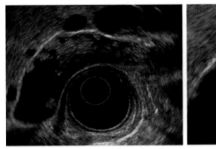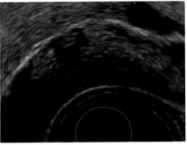

EUS

胆囊内伴点状高回声的桑葚状息肉。

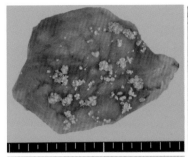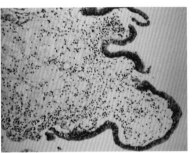

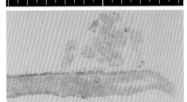

病理

肉眼表现：散在黄色息肉。

组织学表现：上皮下间质内有泡沫细胞及单核细胞浸润，为胆固醇息肉表现。

胆固醇息肉

以上，因此与胆固醇息肉鉴别不存在问题。

下图为胆固醇息肉和增生性息肉的代表性病理图片。

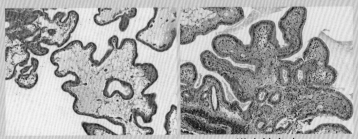

胆固醇息肉　　　　　　　　增生性息肉

胆囊

充满性

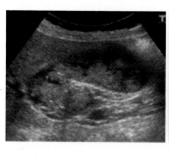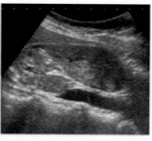

US

胆囊内布满 90mm × 40mm 的无蒂乳头状肿瘤。

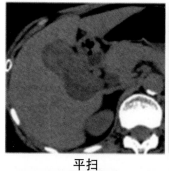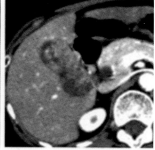

平扫　　　　　　　动脉期

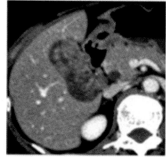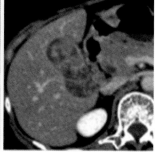

门脉期　　　　　　平衡期

CT

胆囊的十二指肠侧为主体的、向腔内突出的无蒂病变。动脉期整体强化，门脉期、平衡期持续强化。

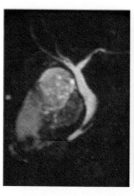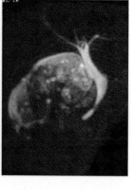

MRCP

可见长的胰、胆管共通管，有胰、胆管合流异常表现。胆囊内部布满肿瘤。

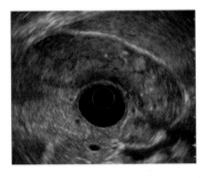

EUS

胆囊内充满乳头状肿瘤（papillary tumor），胆囊壁外侧高回声层保持完整，肝床侧未见低回声化。

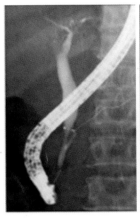
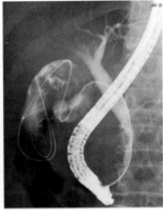
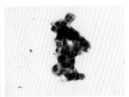

ERCP

可见长的共通管。留置 ENGBD，细胞学诊断为腺癌。

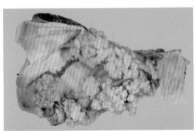
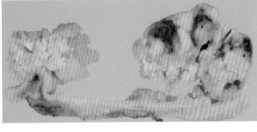

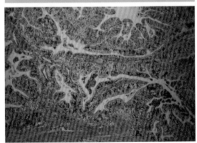

病理

肉眼表现： 从胆囊底部到颈部的隆起性病变。

组织学表现： 高分化型管状腺癌和乳头状腺癌为主。大部分局限于黏膜固有层（m），部分有浸润表现，但未侵及肝实质和浆膜。

合并胰、胆管合流异常的胆囊癌

胆囊

充满性

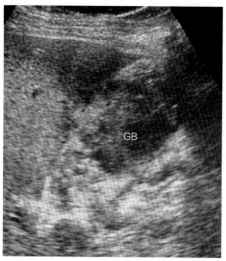

US
胆囊内高低回声混合的病变。

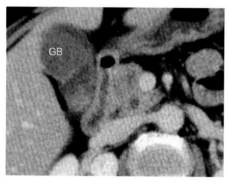

CT（门脉期）
胆囊内略高密度病变。颈侧密度进一步
增高，提示出血。

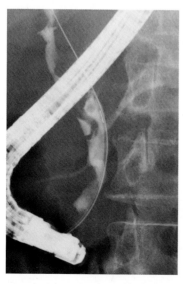

ERCP
胆管内因血肿潴留，出现充盈缺损。

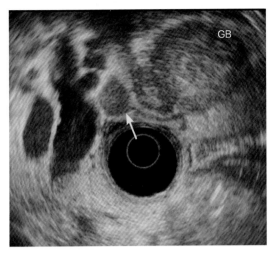

EUS

整个胆囊分布高低回声混合的病变，12b
的淋巴结肿大（→）。

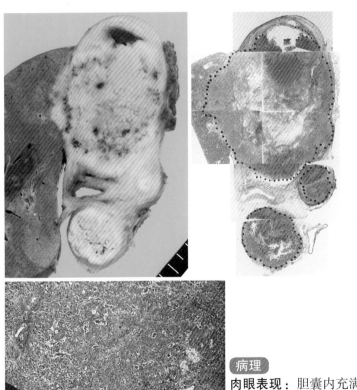

病理

肉眼表现：胆囊内充满实性肿瘤，伴内
部坏死。
组织学表现：可见肿瘤纤细部位有局部
角化，为鳞状上皮癌的表现。

胆囊腺鳞癌

胆管

胆管病变的诊断方法

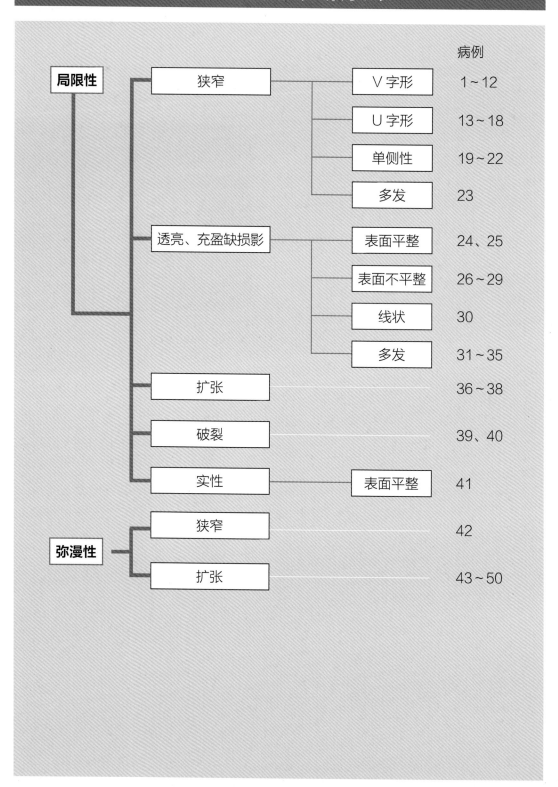

			病例
局限性	狭窄	V 字形	1～12
		U 字形	13～18
		单侧性	19～22
		多发	23
	透亮、充盈缺损影	表面平整	24、25
		表面不平整	26～29
		线状	30
		多发	31～35
	扩张		36～38
	破裂		39、40
	实性	表面平整	41
弥漫性	狭窄		42
	扩张		43～50

82

胆管病变的观察方法

在诊断胆管病变时，首先要关注异常表现是局限性还是弥漫性。

1. 局限性病变

对于局限性病变，要观察胆管是否狭窄，是否有透亮、充盈缺损影，或者是否有扩张。引起狭窄的疾病，除了考虑胆管来源的病变以外，还要考虑胆管外病变的可能。

1）狭窄

对于狭窄病变，要观察是 V 字形、U（倒 U）字形还是单侧性。此外，要注意是否为多发。

2）透亮、充盈缺损影

呈透亮、充盈缺损影的病变，首选要确认是否具有活动性。其次要观察表面是否平整，形态是否为线状。此外，要确认是否为多发。

3）扩张

对于局限性扩张病变，扩张的存在部位及其形状都是最终诊断的参考因素。

2. 弥漫性病变

1）狭窄

对于弥漫性狭窄病变，要观察是否为连续性病变，是否为多发，或是否为胆管外病变所致。

2）扩张

对于弥漫性扩张病变，要检查是否有引起胆管内扩张的疾病。此外，要注意术后（胆囊摘除、胃切除等）或乳头部疾病也可引起胆管扩张。还要确认有无胰、胆管合流异常。

诊断要点

◆ 狭窄病变

需关注：①是单发还是多发。如果是多发，需注意肝内胆管的表现。②狭窄部位的形状。呈 V 字形时，检查有无胆管轴的偏位对于胆管癌或胆管炎等胆管病变与胆管外病变的鉴别很重要。呈 U 字形或单侧性时，确认是否具有活动性很重要。③狭窄的肝侧、乳头侧的改变。

	频率高的病变	频率低的病变
良性	结石 bile duct stone 慢性胰腺炎 chronic pancreatitis Mirizzi 综合征 mirizzi's syndrome	IgG4 相关性硬化性胆管炎 IgG4-related sclerosing cholangitis（IgG4-SC） 原发性硬化性胆管炎 primary sclerosing cholangitis（PSC） 外伤 trauma 纤维性狭窄 fibrous stenosis 腺瘤样增生 adenomatous hyperplasia 神经鞘瘤 neurinoma 肝囊肿引起的压迫 exclusion of liver cyst groove 胰腺炎 groove pancreatitis Lemmel 综合征 Lemmel syndrome 胰腺假性囊肿 pancreatic pseudocyst
恶性	胆管癌 carcinoma of the bile duct 胰腺癌 carcinoma of the pancreas 胆囊癌 carcinoma of the gallbladder 乳头部癌 carcinoma of the papilla of Vater 淋巴结转移 lymph node metastasis	小细胞癌 small cell carcinoma

◆ 透亮、充盈缺损影病变

需关注：①是局限性还是弥漫性。②有无活动性。若有活动性则为结石或异物。③透亮影的形状。椭圆形考虑为结石、胆管癌或息肉等。线状则需要鉴别是寄生虫、出血或黏液。

	频率高的病变	频率低的病变
良性	结石 bile duct stone	出血 bleeding（hemobilia） 腺瘤 adenoma 炎性息肉 inflammatory polyp 胆固醇息肉 cholesterol polyp 神经鞘瘤 neurinoma 淋巴滤泡性胆管炎 lymphofollicular cholangitis 胆管壁内囊肿 peribiliary cyst 腺瘤样增生 adenomatous heperplasia
恶性	胆管癌 carcinoma of the bile duct 乳头部癌 carcinoma of the papilla of Vater	类癌 carcinoid 小细胞癌 small cell carcinoma

◆ 扩张病变

需关注：①是局限性还是弥漫性。局限性扩张多位于中、下段胆管，注意是否合并胰、胆管合流异常。如果是弥漫性的，需要关注手术史，有无乳头部病变，是否合并胰、胆管合流异常。②胆汁内容物的性状。

	频率高的病变	频率低的病变
良性	胃切除术后 post gastrectomy 胆囊摘除术后 post cholecystectomy 先天性胆道扩张症 congenital bile duct dilatation 乳头腺瘤 adenoma of the papilla of Vater 衰老 aging	出血 bleeding（hemobilia） 乳头炎 papillitis choledochocele 胆管内乳头状肿瘤（腺瘤）intraductal papillary-mucinous neoplasm of the bile duct (IPNB) 胆管弯曲、蛇行 bending or meandering of bile duct 粪线虫 stercoral strongyloides
恶性	乳头部癌 carcinoma of the papilla of Vater	胆管内乳头状肿瘤（腺瘤）intraductal papillary-mucinous neoplasm of the bile duct (IPNB)

影像学检查的选择

对于胆管病变，通过 US 或 CT 可作为胆管扩张而被发现，通过 MRCP、ERCP 或 PTCS 可明确病变所在部位。通过 US、CT、MRI 检查有无胆管周围病变。EUS 适用于中、下段胆管的性质诊断。对于小病变或胆管癌的进展程度诊断则选择 IDUS。有时也需要通过胆道镜进行观察、活检。

缩略语表

EHL electrohydraulic lithotripsy　液电碎石仪

ENBD endoscopic nasobiliary drainage　内镜下鼻胆管引流术

EPLBD endoscopic papillary large balloon dilation　内镜下十二指肠乳头大球囊扩张术

EST endoscopic sphincterotomy　内镜下括约肌切开术

IDUS intraductal ultrasonography　导管内超声检查

POCS peroral cholangioscopy　经口胆道镜

PTCS percutaneous transhepatic cholangioscopy　经皮经肝胆道镜

RFA radiofrequency ablation　射频消融术

胆管

局限性

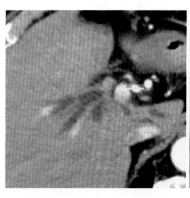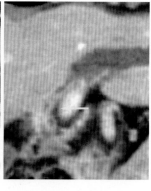

CT（平衡期）

肝门区胆管壁增厚及同部位的强化。左侧可见 B2/3 分支处以内的壁增厚。

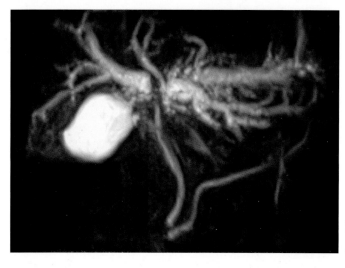

MRCP

肝门区胆管狭窄，呈藕断丝连状。

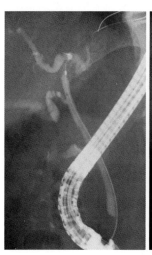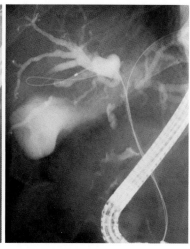

ERCP

从右肝管起始部到肝门部的重度线状狭窄。左侧从 B2/3 分支处开始出现连续的胆管不规整、狭窄。

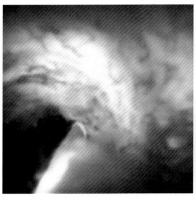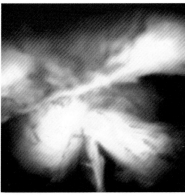

POCS
狭窄部位可见粗糙的黏膜和扩张、不规整的蛇行血管。范围至右前、后区支。

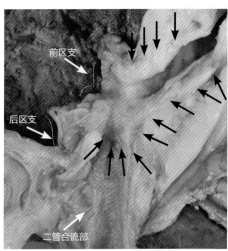

前区支

后区支

二管合流部

病理

肉眼表现：胆管壁增厚及黏膜结构消失（━━➤）。

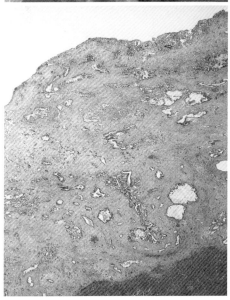

组织学表现：异型细胞呈浸润性增生，形成不规则的腺管。

肝门部胆管癌

胆管

局限性

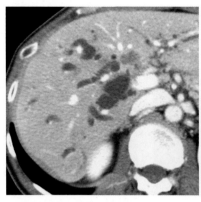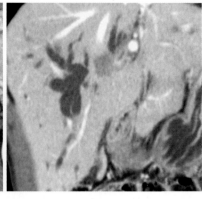

CT（平衡期）

在肝门部附近可见15mm大小轻度强化的不平整结节状肿瘤。左右肝内胆管扩张。

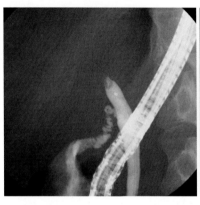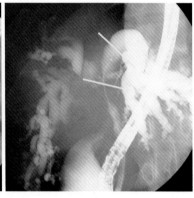

ERCP

在肝门部，左右肝管线状狭窄。右前区支和后区支离断。

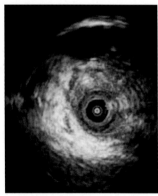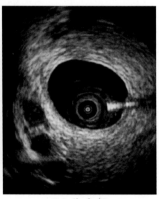

肝门部　　　　　　　　　　B4分支部

IDUS

B4分支部未见壁增厚，认为无肿瘤浸润。肝门部呈全周性壁增厚。

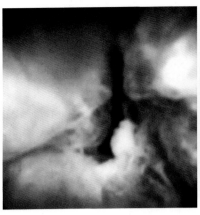
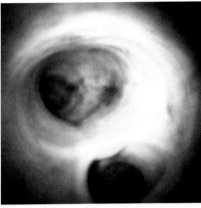

POCS

狭窄部可见易出血性的、扩张、不规整蛇行血管。考虑左 B4 分支部、B2/3 分支部为正常黏膜。

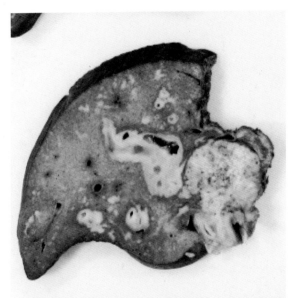

病理

肉眼表现：肝门部灰白色调的结节状肿瘤。

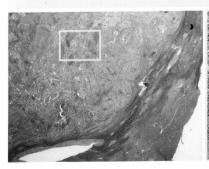
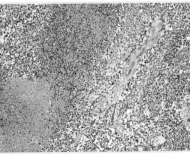

组织学表现：缺乏腺腔形成的不规整实性巢状增生，为低分化型腺癌的表现。

肝门部胆管癌（结节膨胀型）

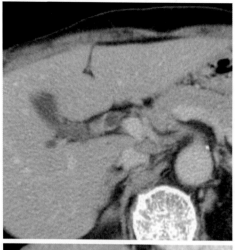

CT（平衡期，水平面）
上段胆管轻度壁增厚、强化。未见胰
腺肿大。

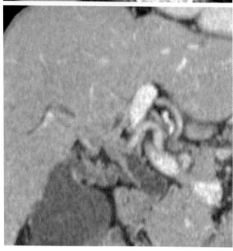

CT（平衡期，冠状面）
自上段胆管至肝门部的壁增厚，均匀强
化。引起上游胆管的轻度扩张。

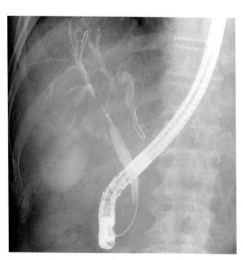

ERCP
自上段胆管至肝门部的光滑狭窄像。
V 字形狭窄。

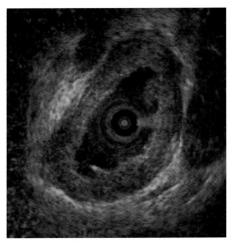

IDUS
引起上段胆管的全周性均匀壁增厚。

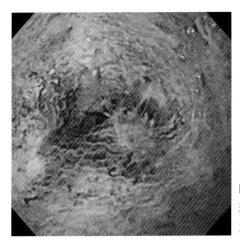

POCS
狭窄部黏膜面略粗糙，伴发红，但未见
不规整血管。

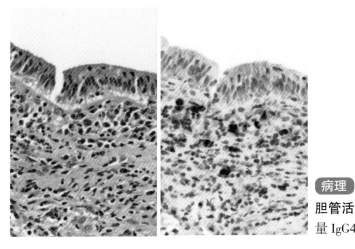

病理

胆管活检： 胆管上皮未见异型。可见大
量 IgG4 阳性的浆细胞。

IgG4 相关性硬化性胆管炎（肝门部狭窄）

胆管

局限性

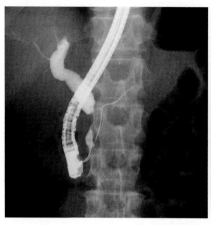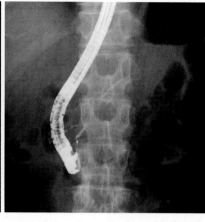

ERCP
下段胆管狭窄影，上游胆管显著扩张。V 字形狭窄、光滑（左）。可见弥漫性主胰管狭窄变细影（右）。

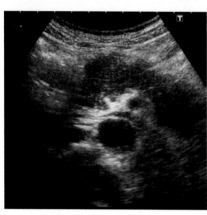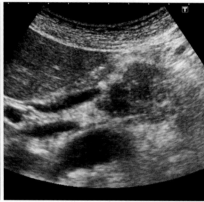

US
胰腺弥漫性肿大。内部呈不均匀低回声（左）。因胰腺肿大，下段胆管狭窄（右）。

专栏　IgG4 硬化性胆管炎

疾病概念　硬化性胆管炎是发生于肝内外胆管的多发性、弥漫性狭窄，引起胆汁淤积的慢性疾病，分为原发性硬化性胆管炎（primary sclerosing cholangitis，PSC）、IgG4 相关性硬化性胆管炎（IgG4-SC）及继发性硬化性胆管炎。IgG4-SC 具有高 IgG4 血症、病变局部的纤维化和 IgG4 阳性浆细胞浸润、类固醇治疗有效等特点。IgG4-SC 中自身免疫性胰腺炎（autoimmune pancreatitis，AIP）的并发率高，有合并泪腺唾液腺炎或腹膜后纤维化等的报道，也有人指出是作为 IgG4 相关疾病的部分症状而发病。2021 年，日本胆道学会发表了 IgG4-SC 的临床诊断标准。

　　最近，本病与 PSC 的异同也常被提及。PSC 的病因不清，据报道常合并溃疡性大肠炎。

临床表现　患病率约为每 10 万人口 3.7 人，报道称 74%~84% 合并 AIP。多见于 60 多岁男性（男女比为 2.5 : 1）。

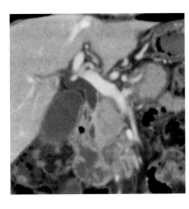

CT（平衡期，冠状面）
下段胆管壁增厚，整体上均匀强化。胰
腺整体强化，可见低密度区（包膜样边
缘，capsule-like rim）。

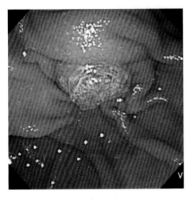

内镜
十二指肠乳头肿大。乳头部活检可见大
量 IgG4 阳性的浆细胞。

IgG4 相关性硬化性胆管炎（远端胆管狭窄）

诊断 诊断依据：①特征性影像学表现；②高 IgG4 血症；③胆管外 IgG4
相关并发症的存在；④胆管壁的病理组织学表现。根据以上表现综合进行诊断。
此外，类固醇的疗效作为特殊项被采用。分为 4 大型，Type1 为仅下段胆管狭
窄，Type2 为下段胆管和肝内胆管多发狭窄，Type3 为下段胆管和肝门部狭窄，
Type4 为仅肝门部狭窄。下段胆管狭窄的发生率高，如果用 EUS 或 IDUS 评估
的话，在胆管狭窄部位以外有较均匀低回声层的壁增厚。胆汁引流后胆管壁多增
厚，有必要在胆汁引流前进行 EUS 或 IDUS 检查。PSC 以纤维化为主，狭窄长
度短；而 IgG4-SC 以上皮下炎症为主，狭窄较长。Type1 和 Type4 的 IgG4-
SC 与胆管癌仅通过胆管影像很难鉴别，有必要进行 IDUS 或活检。

治疗 类固醇有效。从 0.6mg/（kg·d）（30~40mg/d）开始口服泼尼松，
2~4 周后以每次 5mg 逐渐减量。维持治疗的标准是 5mg/d 以上维持 3 年。

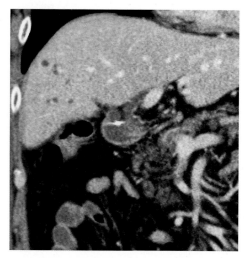

CT（平衡期，冠状面）
CT 增强。在右肝管起始部可见夹子，
右肝内胆管轻度扩张。

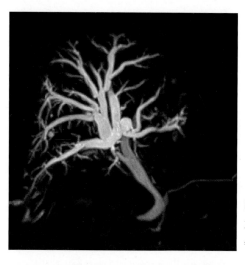

MRCP
右肝管起始部狭窄，因此上游右肝内胆
管显著扩张。

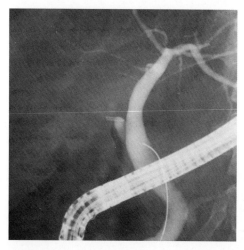

ERCP
腹腔镜下行胆囊摘除术时误操作夹到右
肝管，导致右肝管起始部完全闭塞。
可见与闭塞部位一致的夹子。
V 字形闭塞。

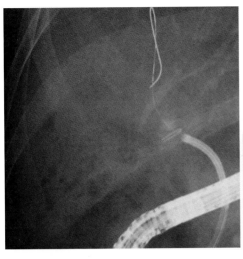

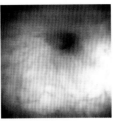

POCS

右肝管起始部呈孔状狭窄。黏膜面平整，未见肿瘤血管。POCS下留置导丝通过狭窄部。

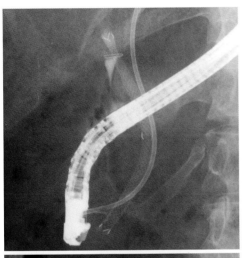

ERCP

利用支架扩张器扩张狭窄部位，留置全覆膜金属支架。另外，左胆管留置塑料支架。

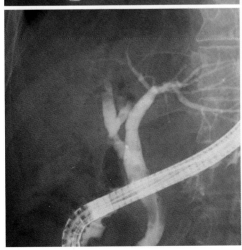

3个月后拔出支架，右肝管起始部闭塞解除。

胆囊摘除术后的胆管狭窄

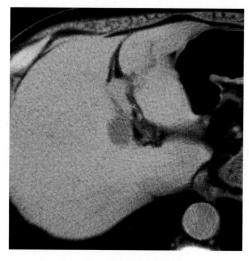

CT（平扫）
肝内侧区可见20mm大小的囊肿，左侧
肝内胆管轻度扩张。

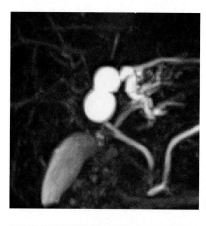

MRCP
左胆管起始部可见2个36mm大小的囊肿。因
囊肿压迫导致狭窄，末端胆管扩张。

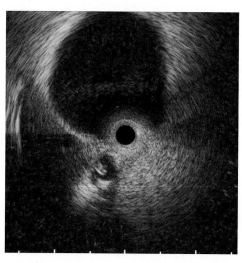

IDUS
囊肿比邻位置与狭窄部位一致，诊断为
因其压迫而引起的狭窄。

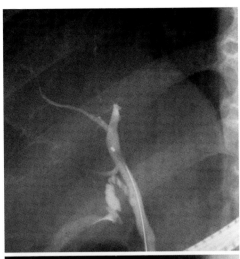

ERCP
左胆管起始部有狭窄。V 字形闭塞。

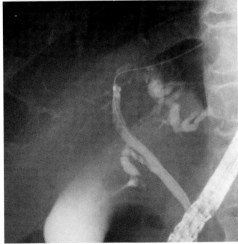

打入对比剂后末梢胆管强化，呈轻度
扩张。
囊肿不强化。

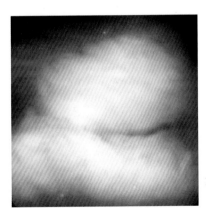

POCS
囊肿比邻位置与狭窄部位一致，诊断为
因其压迫所致。

伴肝囊肿的压迫性胆管狭窄

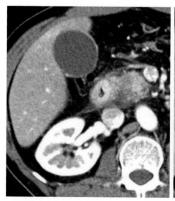 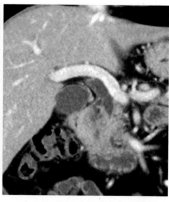

CT（平衡期）

在胰腺沟槽区分布不规整的无强化的低密度区。不能明确为肿瘤。

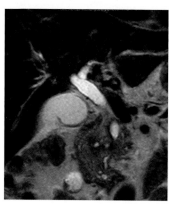 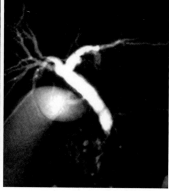

MRCP

乳头正上方的胰内胆管可见充盈缺损，狭窄。未见主胰管扩张。

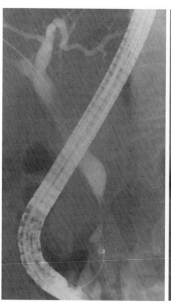 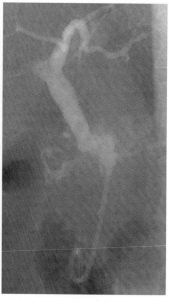

ERCP

下段胆管的压迫性胆管狭窄。狭窄部留置胆管支架，引流。

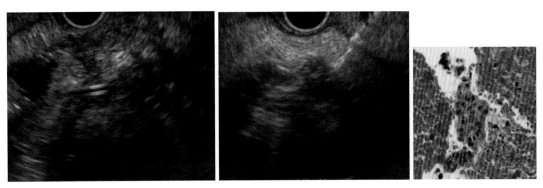

EUS

胰头部 20mm 大小、边缘不整的低回声区。可见留置的胆管支架。行 EUS-FNA，钳取异型上皮细胞团块。

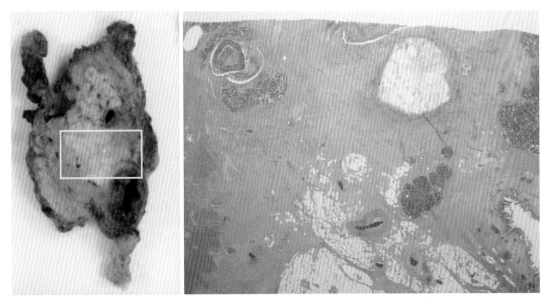

病理

肉眼表现：沟槽区内有边界不清的纤维化。

组织学表现：广泛纤维化伴炎症细胞浸润。

伴沟槽区胰腺炎的胆管狭窄

胆管

局限性

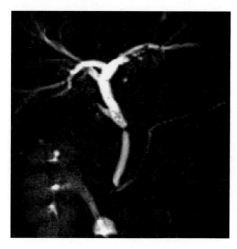

MRCP
中段胆管狭窄影。
V字形狭窄。

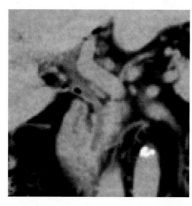

CT（平扫）
中段胆管狭窄。

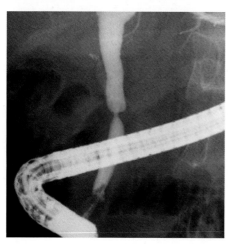

ERCP
中段胆管极短范围的狭窄影。V字形狭窄。

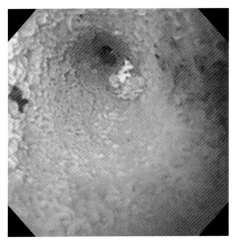

POCS
狭窄部平整，黏膜面未见肿瘤血管等
表现。

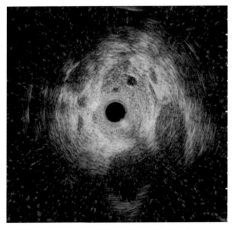

IDUS
狭窄部呈全周性壁增厚。

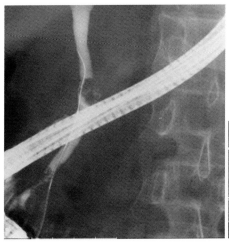

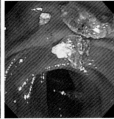

ERCP
既往因中段胆管发生 10mm 大小
的结石嵌顿，用机械式碎石器将
结石打碎排出。

胆总管结石治疗后的良性胆管狭窄

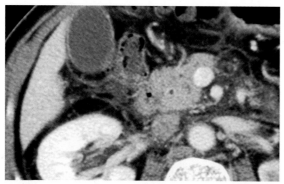

CT（平衡期）

2年前有大肠癌手术史。胰内胆管壁可见伴轻微强化的壁增厚。未发现明确肿瘤表现。

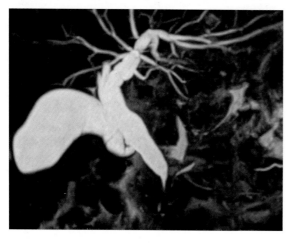

MRCP

胰内胆管狭窄，胆总管和肝内胆管扩张。

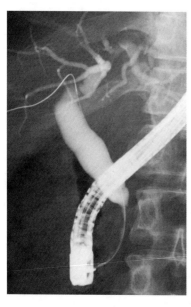

ERCP

下段胆管V字形线状狭窄。行胆管活检，明确为腺癌。

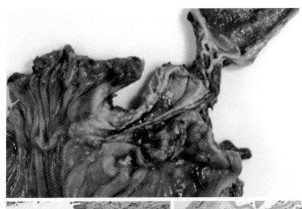

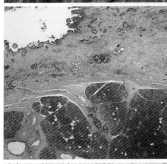 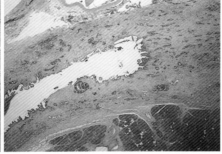

病理

肉眼表现：下段胆管狭窄。

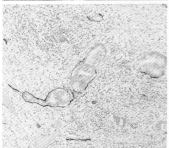

组织学表现：（左上）胰间质组织内异型腺上
皮细胞呈浸润性增生。
（右上）浸润至胆总管内。
（左下）D2-40染色。以胰内淋巴
管为中心呈弥漫性增生。

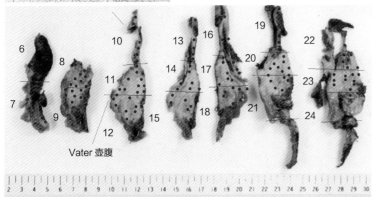

投影重建图： 胰腺内广范
围增生。

伴大肠癌淋巴转移的胆管狭窄

胆管

局限性

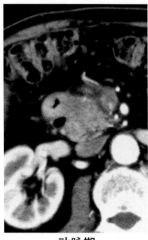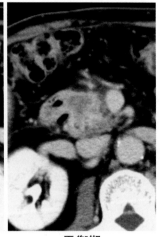

动脉期　　　　　　　　　　平衡期

CT
胰头部肿瘤延迟强化。

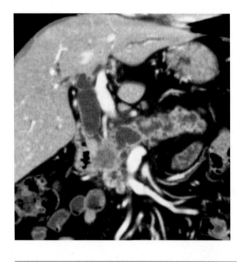

CT（平衡期，冠状面）
胰头部可见低密度区，胆总管及主胰管
也有扩张。

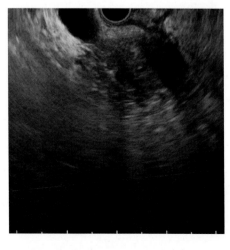

EUS
胰头部可见边缘不整的低回声肿瘤，同
部位有胆管狭窄，上游胆管扩张。

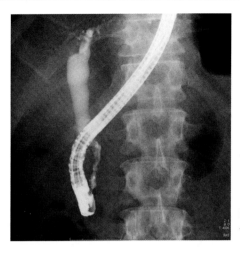

ERCP
下段胆管狭窄影。V 字形狭窄，偏向左侧。

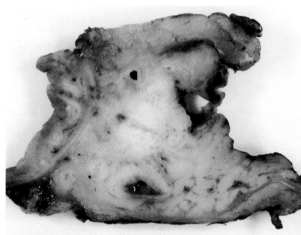

病理

肉眼表现：胰头白色肿瘤。

组织学表现：中分化型乳头状管状腺癌，胆管浸润。

伴胰头癌的胆管狭窄

胆管

局限性

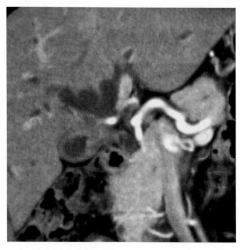

CT（动脉期，冠状面）
从胆囊颈部到体部强化的肿瘤影。肿瘤
连接于胆管。

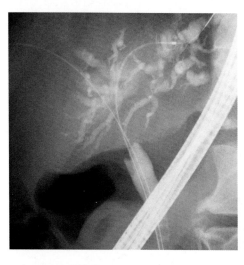

ERCP
从肝门部到上段胆管狭窄影。V字形
狭窄。

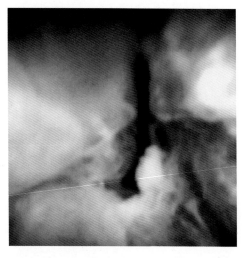

POCS
狭窄部有乳头状隆起。

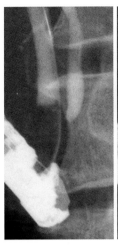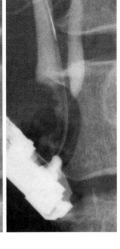

ERCP

在乳头部括约肌松弛期可见胰管和胆管的交通，而在收缩期交通截断，为胰胆管的高位合流。

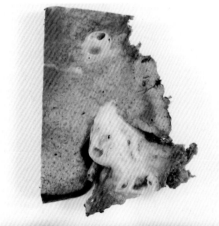

病理

肉眼表现：胆囊颈白色肿瘤，连接于胆管。

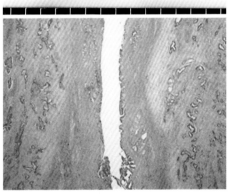

组织学表现：以胆囊颈部为中心的腺癌，浸润至胆管周围。

胆囊癌的胆管浸润

狭窄　V 字形

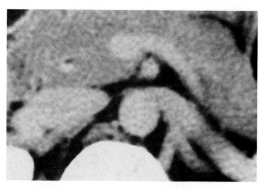

CT（平衡期）

狭窄部胆管可见强化的壁增厚影。

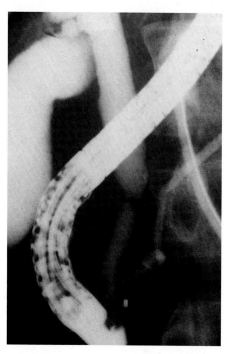

ERCP

下段胆管可见极窄范围的狭窄影。V 字形
狭窄。

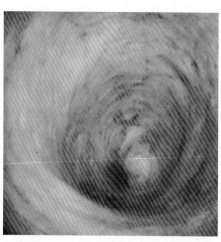

PTCS

狭窄部规整，黏膜面平整。

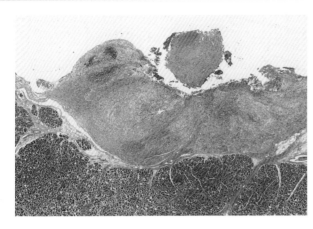

病理

胆管壁因重度纤维化而增厚。上皮未见异型。纤维性狭窄。

纤维性狭窄

专栏　十二指肠乳头部癌

疾病概念　根据《胆管癌处理规范 第6版》，乳头部（A）分为乳头部胆管（Ab）、乳头部胰管（Ap）、共同开口处（Ac）、十二指肠大乳头（Ad）。发生于该区域的癌统称为乳头部癌。根据切除标本进行肉眼形态分型，分为肿瘤型（非露出肿瘤型和露出肿瘤型）、溃疡型、混合型（肿瘤溃疡型和溃疡肿瘤型）。对于肿瘤型，即使癌不表现为凸起，只要从十二指肠侧能看到肿瘤就看作是露出型。另外，对于肿瘤溃疡型和溃疡肿瘤型的区别，则是以前者肿瘤型占优势、后者溃疡型占优势来定义的。癌浸润在 Oddi 括约肌内的为早期乳头部癌，浸润至黏膜内的为 m，浸润达 Oddi 括约肌的为 od。当癌浸润超过 Oddi 括约肌时，胰腺浸润的为 Panc，十二指肠浸润的为 Du。淋巴结转移作为十二指肠乳头部癌（carcinoma of the papilla of Vater）最重要的预后因素，其发生率随着壁浸润深度的增加而增高。另外，乳头部癌的发生率占胆道癌的 10%。

诊断　症状主要是胆管炎引起的发热、黄疸。黄疸有时轻重不等。最近，内镜下偶然发现的无症状病例增加。活检即使诊断为腺瘤，也要注意深部有癌存在的可能。EUS/IDUS 对于肿瘤向胆管、胰管、胰腺实质、十二指肠的进展程度诊断有意义。

治疗　标准治疗是区域淋巴结清扫的胰头十二指肠切除术。预后较好，5 年生存率整体上为 50% ~ 60%，早期癌为 90% 以上。针对早期癌，近年来尝试进行内镜下乳头部切除术。如果浸润超过 Oddi 括约肌，因为有淋巴结转移的可能，所以在判断是否适于内镜治疗的基础上，进行有无 Oddi 括约肌浸润的评估很重要。但利用 EUS/IDUS 也很难在术前做出正确的浸润深度判断。

胆管

局限性

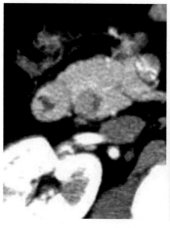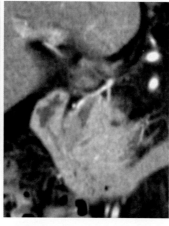

CT（动脉期）
乳头部正上方的胰内胆管有强化的隆起性病变。

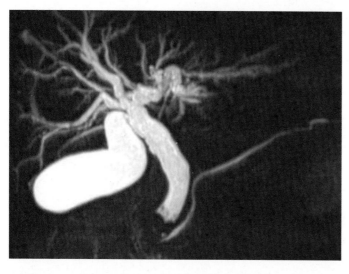

MRCP
乳头部正上方的胰内胆管有充盈缺损、狭窄表现，肝侧胆管扩张。

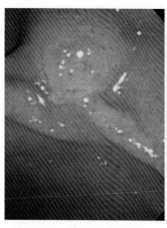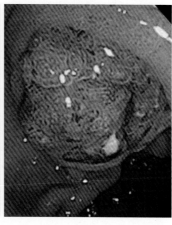

侧视镜下肉眼观察
EST 前，乳头开口部为正常黏膜，口侧隆起明显（左）。
EST 后，肿瘤性病变露出（右）。

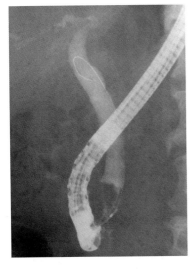

ERCP
乳头部正上方不规整狭窄，上游胆管扩张。

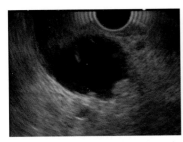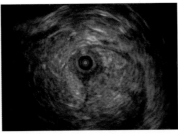

EUS（左）/ IDUS（右）
狭窄部可见不规整隆起性病变。

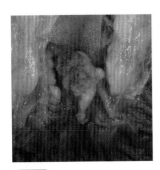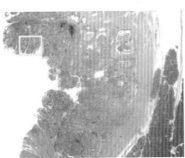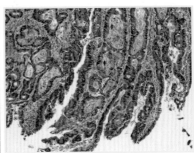

病理

肉眼表现：从主乳头部到下段胆管可见全周性隆起性病变。

组织学表现：异型细胞呈管状增生，伴融合。从肌层浸润至 Oddi 括约肌内。

胆管

局限性

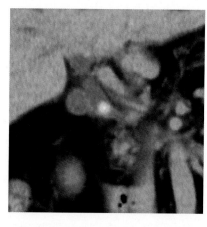

CT（平扫，冠状面）
在三管合流部可见圆形的高密度区。

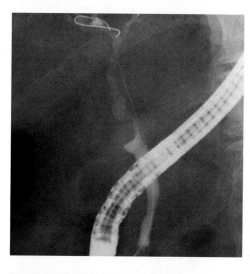

ERCP
中段胆管狭窄影。
U字形狭窄，规整。
未显示胆囊。

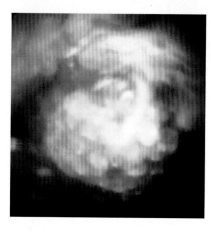

POCS
胆囊管有金黄色结石嵌顿。

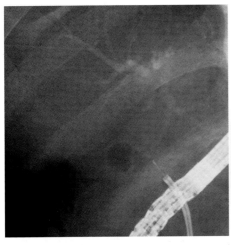
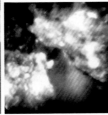

ERCP 及 POCS
POCS 下行 EHL 碎石。

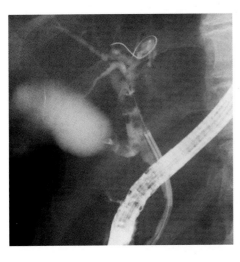

ERCP
解除结石嵌顿，显示胆囊管。
上段胆管中打碎的结石呈透亮影。

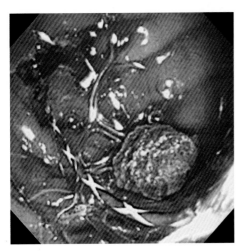

内镜
网篮取石。

confluence stone（合流部结石）

胆管

局限性

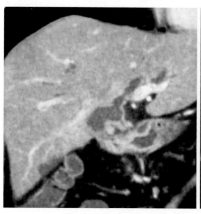 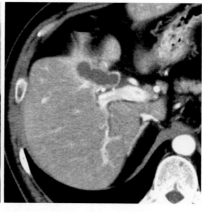

CT（平衡期）
胆囊壁均匀增厚，萎缩。在三管合流部胆管狭窄，肝内胆管轻度扩张。

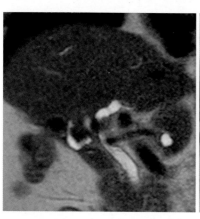 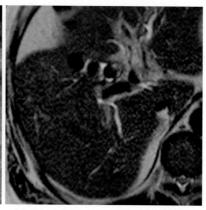

MRI（T2加权像）
胆囊内有考虑为结石的低信号影，部分嵌顿在三管合流部。

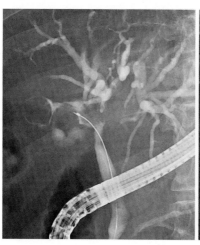 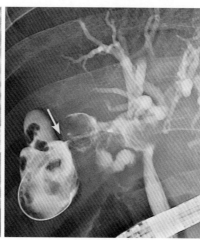

ERCP
在三管合流部可见考虑为结石的透亮影，结石引起胆管狭窄。另外，胆囊和肠管之间有瘘管（→）。

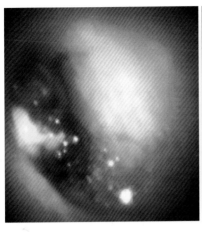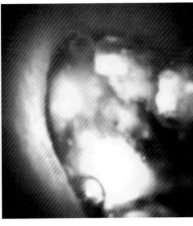

POCS

三管合流部有大的硬结石，胆管狭窄。未见明确的肿瘤性病变。

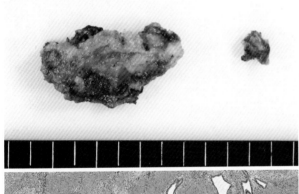

病理

肉眼表现：胆囊显著萎缩。

组织学表现：胆囊壁增厚伴炎症细胞浸润和纤维化。黏膜整体呈糜烂状，壁内RAS形成显著。

confluence stone（合流部结石）、Mirizzi 综合征

胆管

局限性

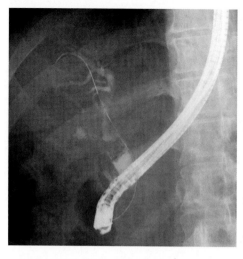

ERCP
中段胆管狭窄影。
U字形狭窄，规整。

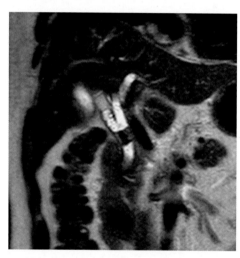

MRI（T2加权像）
中段胆管低信号影，边缘规整。

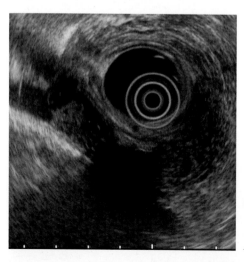

EUS
中段胆管可见高回声、伴尾影的结构。
上游低回声带，考虑为胆泥。

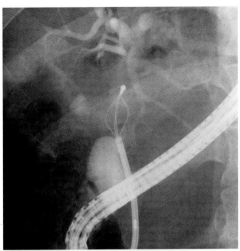

ERCP

用碎石网篮打碎，排出结石。

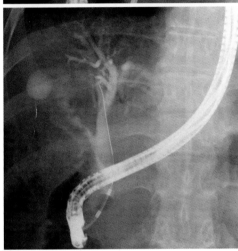

利用球囊进行清洗后，胆管内透亮影消失。

狭窄　U 字形

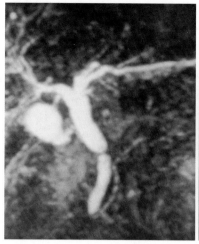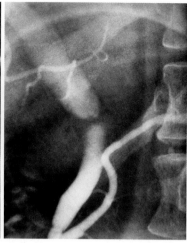

MRCP（左）/ ERCP（右）

中段胆管狭窄影。U 字形狭窄，范围极窄。

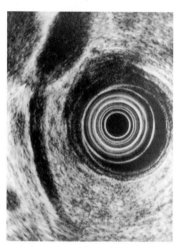

EUS

狭窄部位附近的略低回声肿瘤影（━➤）。

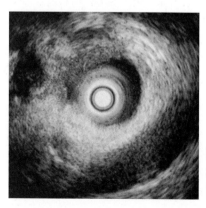

IDUS

在胆管和胆囊管分支部正上方可见略低
回声肿瘤影。

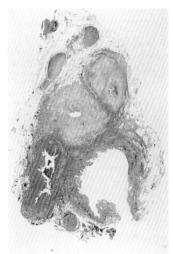

（病理）

以胆管壁外为中心的神经过度再生和增生，形成肿瘤。神经鞘瘤（neurinoma）。

神经鞘瘤

专栏 **EUS / IDUS 下胆管癌浸润深度诊断**

EUS 和 IDUS 在图片分析上具有优势，对于胆道疾病的诊断具有重要作用，主要用于是否存在胆道结石的诊断、肿瘤性病变进展程度和深度诊断。EUS/IDUS 下，胆囊壁通常显示与胆囊同样的内侧低回声、外侧高回声的双层结构。与组织像对应，内侧低回声层是以黏膜固有层（m）、纤维肌层（fm）为主体且包含浆膜下层（ss）浅层在内，外侧高回声层相当于浆膜下层（ss）和浆膜（s）及边界。

利用 EUS/IDUS 进行胆管癌深度诊断，如果肿瘤回声达内侧低回声层以内，未影响外侧高回声层时为"m~ss 浅层"，如果肿瘤回声影响外侧高回声层则判定为"ss 深层"（图）。因此，虽然利用 EUS/IDUS 也很难进行早期癌和进展期癌的正确鉴别，但也有报道称浆膜浸润及门脉、肝右动脉浸润的正确诊断率为 80% ~90%。

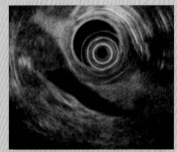

m ~ ss 浅层

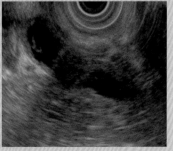

ss 深层

胆管

局限性

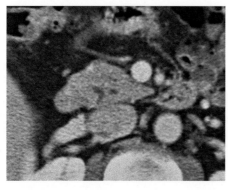

CT
胰内胆管有强化的肿瘤影。

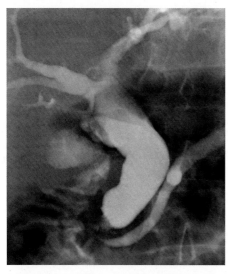

ERCP
下段胆管狭窄影。U 字形狭窄。

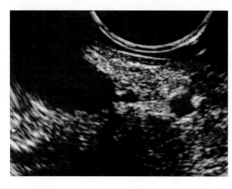

EUS
下段胆管壁全周性增厚。病变部位略高
回声。

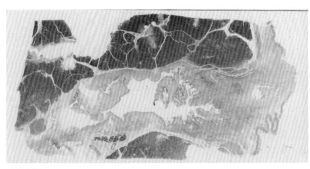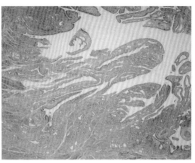

病理

组织学表现：下段胆管内乳头状增生性病变。为上皮内无异型的腺瘤样增生。

腺瘤样增生

专栏 良性乳头部狭窄

疾病概念 良性乳头部狭窄（benign papillary stenosis）指肿瘤以外的乳头部胆管狭窄。病因多为十二指肠乳头炎，也包括腺瘤样增生（adenomatous hyperplasia）或腺肌瘤样增生（adenomyomatous hyperplasia）等。此外，也包括内镜下乳头切开术（EST）等乳头处理后的医源性狭窄。广义上还包括作为运动异常的 Oddi 括约肌功能不全（sphincter of Oddi dysfuction，SOD）。

临床表现 一般乳头炎多发生于老年人，性别差异不明显。多以胆管炎症状发病，主诉为黄疸或发热、腹痛。腺瘤样增生和腺肌瘤样增生少见。SOD 显示类似于胆石症的症状。SOD 可发生在任何年龄段，但多见于中年女性。

诊断 多数病例在 US、CT、MRCP 下表现为弥漫性胆管扩张。乳头炎在内镜下的表现是乳头部发红，一般通过活检来确诊。但病理学上要注意有再生异型。腺瘤样增生或腺肌瘤样增生需要与下段胆管癌或乳头部癌相鉴别。对于 SOD，内镜下乳头内压测定（sphincter of Oddi manometry，SOM）是重要的检查方法，但因为技术困难且侵袭性导致并发症也多，缺乏再现性，因此未得到广泛普及。

治疗 因乳头炎引起胆管炎时，通过胆管引流，几天内多有改善。对于 SOD，推荐使用钙离子拮抗剂、亚硝酸剂等有平滑肌松弛作用的药物治疗或行 EST。与 EST 相比，内镜下乳头球囊扩张术（endoscopic papillary balloon dilatation，EPBD）更能温和保护乳头肌功能，但对于 SOD，急性胰腺炎的合并率高，意义不大。

胆管

局限性

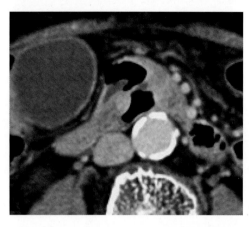

CT（平衡期）
十二指肠降部可见大憩室，憩室内有胆
管走行。

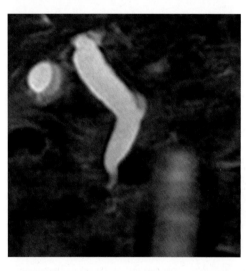

MRCP
下段胆管狭窄影。狭窄为单侧性。胆总
管内未见透亮影。

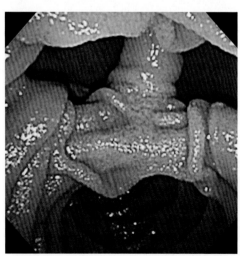

内镜
大的十二指肠憩室，为乳头旁憩室。

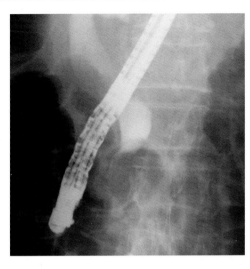

ERCP
下段胆管狭窄影。单侧性狭窄。

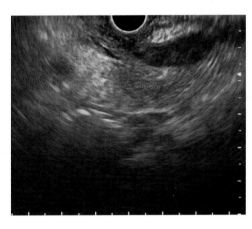

EUS
胆总管扩张，但未见肿瘤性病变或结石
等梗阻点。

Lemmel 综合征

专栏 **Lemmel 综合征（乳头旁憩室综合征）**

疾病概念 定义为十二指肠乳头旁的憩室对胆管或胰管产生机械性压迫，引起胆管或胰腺功能障碍的病变。尽管乳头旁憩室的发生率很高，但临床上遇到 Lemmel 综合征的机会却没有那么多。

临床表现 无特征性症状，主要为腹痛、黄疸、发热。

诊断 在以往的上消化道透视或内镜基础上，结合 MDCT 或 MRCP 可能明确十二指肠憩室，但很难证明症状和憩室的因果关系。

治疗 保守治疗的复发率高。多选择内镜下乳头切开术（EST）或内镜下乳头球囊扩张术（EPBD）。对于外科治疗，要进行慎重判断。

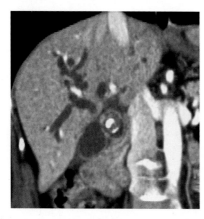

CT（平衡期，冠状面）
胆囊颈部 20mm 大小的圆形结石，引起
上段胆管狭窄、肝内胆管扩张。

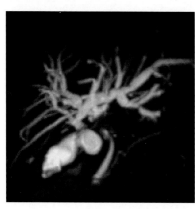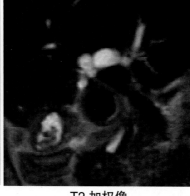

MRCP（左）/ MRI（右）
上段胆管狭窄影（左）。
胆管颈部可见圆形低信
号（右）。

T2 加权像

专栏　**Mirizzi 综合征**

(疾病概念)　胆囊颈部或胆囊管结石压迫上段胆管（胆总管），引起阻塞性黄疸，于 1948 年由 Mirizzi 报道。即使无黄疸但胆管造影显示肝总管狭窄的病例也可作为同一综合征对待。

目前分为两型。一种是胆囊颈部及胆囊管内结石和胆管周围炎症性改变压迫胆管右侧，引起狭窄的经典 McShetty type I 型。另一种是胆囊管结石引起胆管压迫坏死，形成胆囊胆管瘘（biliobiliary fistula）的 McShetty type II 型。Csendes 等报道经典型压迫引起的狭窄病例不超过 11%，而形成瘘管的类型超过 80%。但在日本则相反，形成瘘管的病例较少。未注意到瘘管形成也是术后胆漏的原因之一。

(临床表现)　发生率为胆石症的 0.1% 左右，无性别差异。好发年龄与胆石症的发生年龄相关。所有胆囊结石均有发生本病的风险。

症状包括发热、右季肋区痛和黄疸等。胆囊肿大，在右季肋区作为肿瘤被触及。阻塞性黄疸不是必发症状，但多有肝胆道系统酶值的升高。

(诊断)　US 下如果显示胆囊肿大和肝内胆管扩张，颈部有结石则可疑 Mirizzi 综合征。CT 也表现有同样的肝内胆管扩张（下段胆管正常）和胆管狭窄部与胆囊颈部

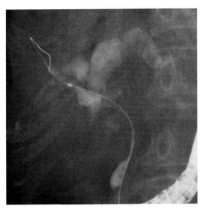

ERCP

从下段胆管到上段胆管可见单侧性狭窄影，肝内胆管显著扩张。狭窄部右侧可见 X 线阳性结石，可疑胆囊结石。

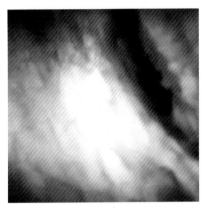

POCS

上段胆管狭窄。胆管黏膜为炎症性粗糙黏膜，无肿瘤性改变，判断为壁外性压迫。

Mirizzi 综合征

（胆囊管）邻接时可疑本病，有必要通过 ERCP 或 MRCP 确认。腹部 US 能够做出术前诊断的不超过 20%，MRCP 可达 83.3%。进行 Mirizzi 综合征诊断时 MRCP 是简便且有意义的检查方法。胆管影多光滑，表现为从右侧受压的狭窄，没有完全阻塞影。另外，胆囊管多闭塞。有时需要与胆囊癌的胆管浸润和胆管癌相鉴别。

治疗　《胆石症诊疗指南 2016 第 2 版》提出，"对于 Mirizzi 综合征的治疗，通常实施开腹胆囊摘除术，或在经验丰富的机构实施腹腔镜下胆囊摘除术"。对于瘘管形成的病例，需要进行 T 形管的置入或瘘管的闭合，但有时因为纤维化或坏死，操作有一定难度。对于可见胆囊胆管瘘的 typeⅡ 型，也可以采用经口胆道镜下碎石术，经内镜治疗排出结石。

参考文献

Csendes A, Diaz Jc, Burdiles P, et al: Mirizzi syndrome and cholecystobiliary fistula: a unifying classification. Br J Surg 76(11): 1139–1143, 1989.

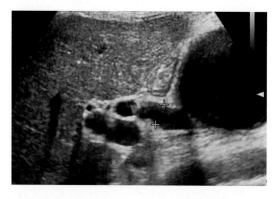

US
胰头部 70mm 大小的囊肿，压迫胆总管
引起狭窄，上游胆管扩张。

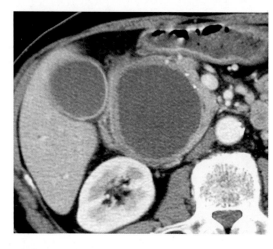

CT（动脉期）
胰头部 70mm 大小的椭圆形、单房性囊
肿。内部较均匀，边缘的分支胰管内可
见微小胰石。

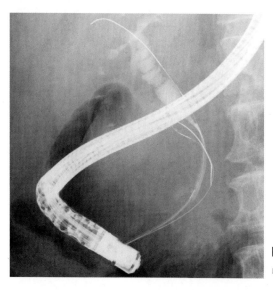

ERCP
中下段胆管显著受压，狭窄。

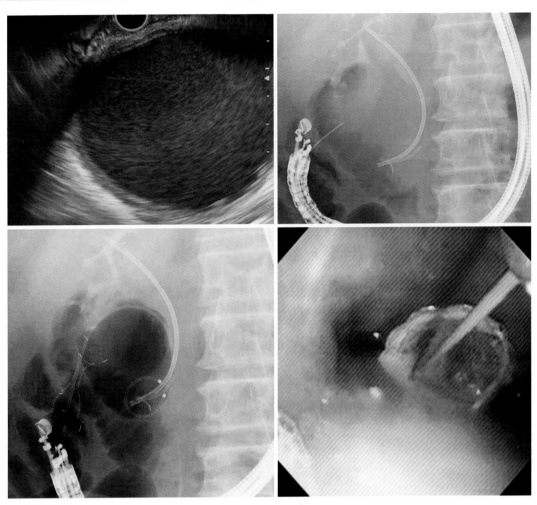

EUS 及引流

显示由胃窦部到胰头部的囊肿。椭圆形，内部由较均一的液体成分组成。未见明确坏死组织。用 19G 针穿刺，用通电扩张器和扩张球囊将瘘管扩张后，留置金属支架进行引流。引流出浑浊的感染性囊肿液。

伴胰腺假性囊肿的压迫性胆管狭窄

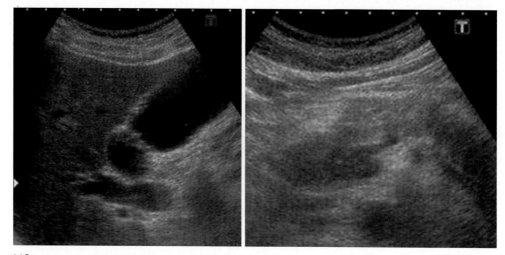

US

从胰头部和体部到尾部肿大，肝外胆管扩张。

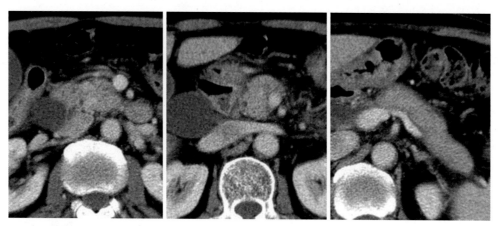

CT（门脉期）

胰腺从头部到尾部呈弥漫性肿大。

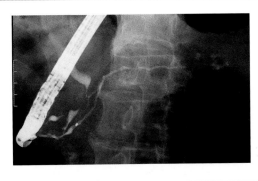

ERCP
主胰管弥漫性狭窄变细。胰内胆管压迫性狭窄。

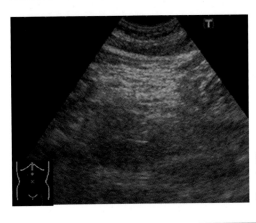

经皮胰腺活检
US 下用 21G 吸引活检针行肿大胰头部活检。

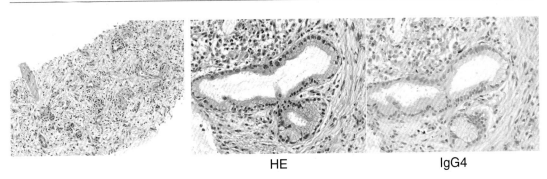

HE   IgG4

（病理）

可见重度纤维化和细胞浸润。根据小叶间胰管上皮及周围的中心粒细胞浸润，以及存在极少量 IgG4 阳性浆细胞，诊断为 2 型 AIP（自身免疫性胰腺炎）。

2 型 AIP（自身免疫性胰腺炎）

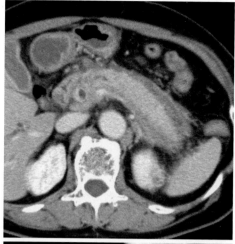

CT（平衡期，冠状面）
下段胆管壁增厚，均匀强化。胰腺整体强化，可见低密度区（胰腺周围包膜样边缘，capsule-like rim）。

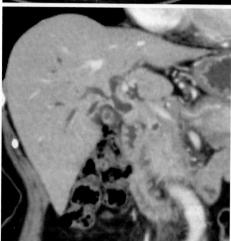

肝门部胆管壁增厚，均匀强化。

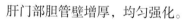

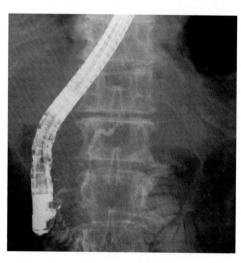

ERCP
弥漫性主胰管狭窄变细影。

130

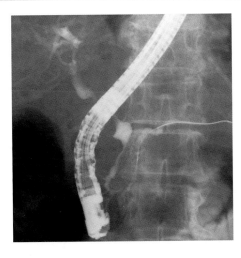

ERCP
下段胆管、中段胆管和肝门部胆管可见
狭窄影，均为 V 字形狭窄。

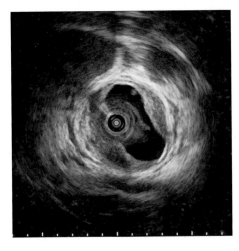

IDUS
狭窄部的胆管壁呈左右对称性增厚。

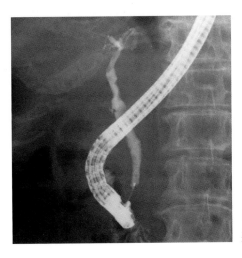

ERCP
类固醇激素给药后，胆管狭窄改善。

IgG4 相关性硬化性胆管炎、AIP（自身免疫性胰腺炎）

透亮、充盈缺损影　表面平整　　　　　　　　**50多岁，男性**

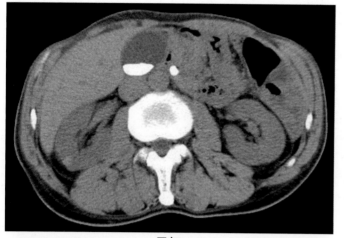

平扫

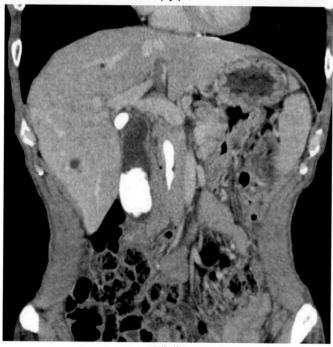

平衡期

CT
胆囊底部呈镜面样的钙化影。此外，在胆囊管、胆总管内也有钙化影。

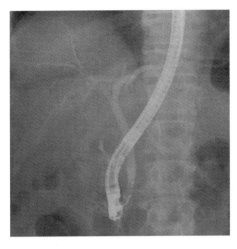

ERCP
胆总管内不规整透亮影。胆囊不强化。

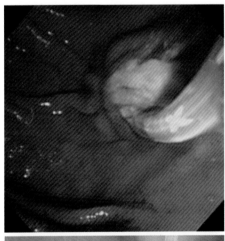

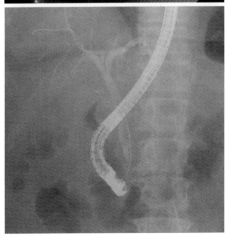

内镜（上）/ ERCP（下）
EST 下排出乳白色胆汁。

石灰乳胆汁

透亮、充盈缺损影　表面平整　　　　　　　　　　**60 多岁，男性**

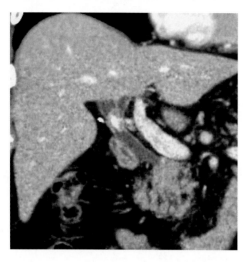

CT（平衡期）
肝门部胆管有可疑金属的高密度区。

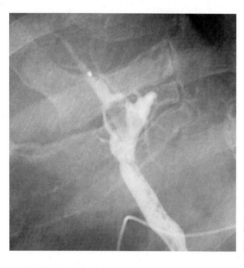

ERCP
肝门部胆管透亮影。
表面较平整。透亮影内部可见夹子。

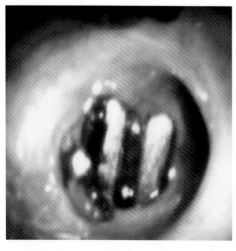

POCS
左胆管起始部可见以夹子为核心的结石。

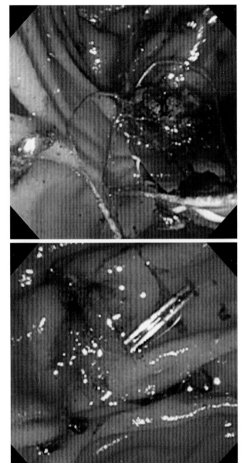

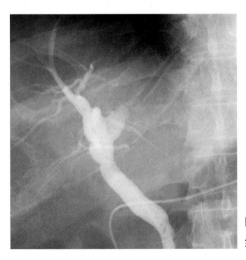

内镜

实施 EST，用网篮取出结石。核心的夹
子也同时被取出。

ERCP

结石全部排出。

胆囊摘除术后的胆总管结石（pets 结石）

透亮、充盈缺损影　表面不平整　　　　　　　**80多岁，男性**

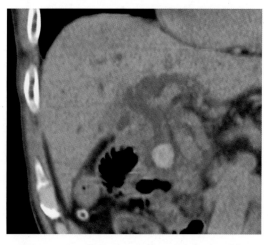

CT（平扫，冠状面）
胆总管 14mm 大小的结石，上游胆总管和肝内胆管扩张。

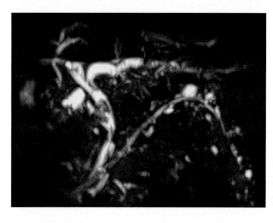

MRCP
在三管合流部有结石的充盈缺损影。下游可见胆管内隆起性病变。

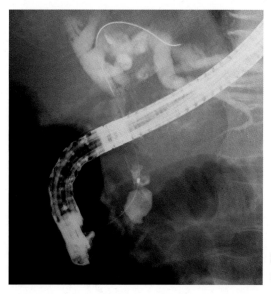

ERCP
中段胆管不规整透亮影，狭窄。

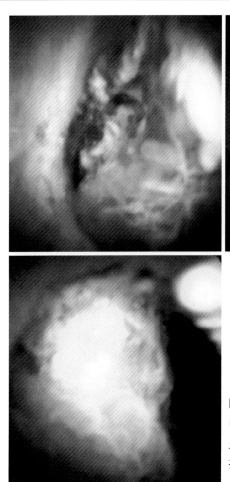
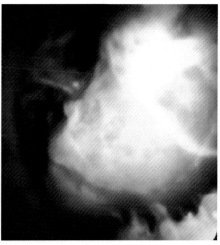

POCS

中段胆管发红、易出血性的息肉病变。
虽然表面稍显凹凸不平，但黏膜平整。
扩张血管排列也算规整。在息肉性病变
上游可见胆总管结石。

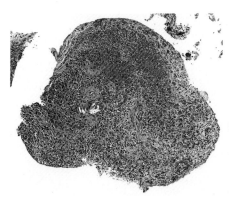

病理

浆细胞及淋巴细胞为主的重度炎症细胞
浸润，可见由毛细血管和肌成纤维细胞
增生构成的炎性肉芽组织。

炎性息肉

透亮、充盈缺损影　表面不平整

80 多岁，男性

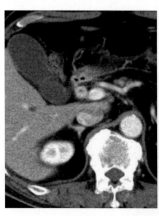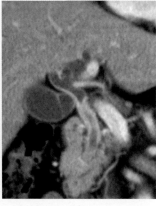

CT（门脉期）
自上段胆管至下段胆管强化的胆管壁增厚。

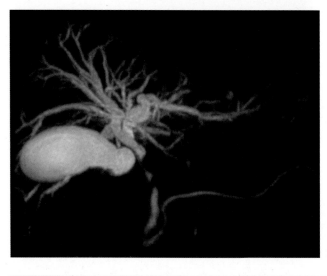

MRCP
自上段胆管至下段胆管的充盈缺损影，表现为狭窄。肝内胆管扩张。

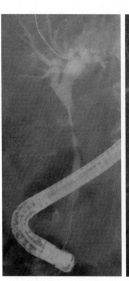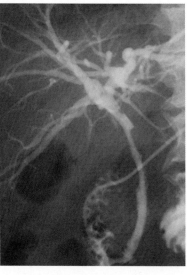

ERCP
胆管造影显示自上段胆管至下段胆管的壁不平整。

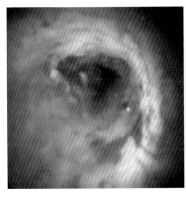 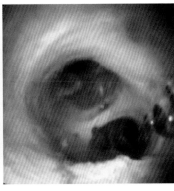

POCS
自下段胆管至上段胆管的粗糙乳头状黏膜，扩张、不规整的蛇行血管。肉眼观察认为肝门部为正常黏膜。

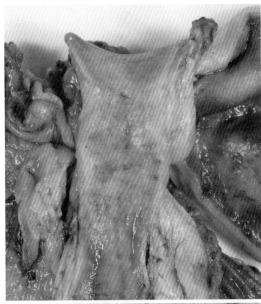

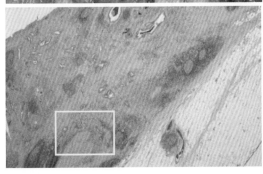 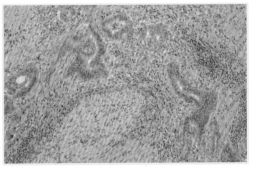

病理

肉眼表现：广泛的全周性不平整的平坦黏膜面。

组织学表现：异型细胞形成不规则腺管，呈浸润性增生。

远端胆管癌（平坦浸润型）

透亮、充盈缺损影　表面不平整

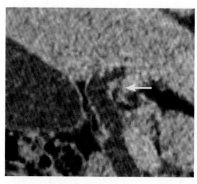

CT（平衡期，冠状面）
肝门部区域胆管壁增厚及同部位强化
（→）。

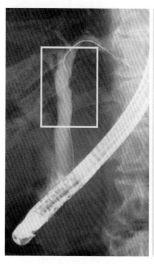
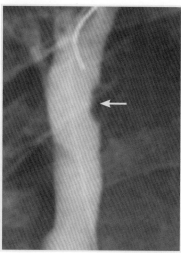

ERCP
肝门部区域胆管的左侧壁有充盈
缺损（→）。

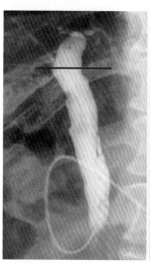
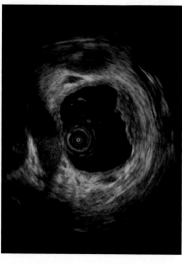

IDUS
与胆管造影缺损影一致的不规整
壁增厚。

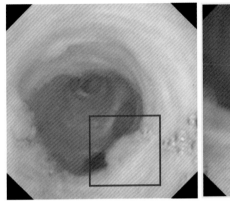 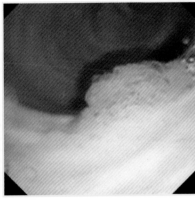

POCS

略显平坦的乳头状隆起性病变，散在可见扩张的不规整血管。

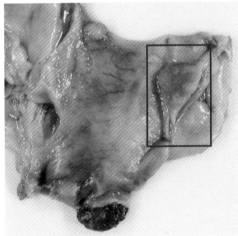

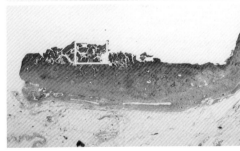 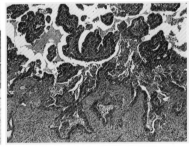

病理

肉眼表现： 略显平坦的乳头状隆起。

组织学表现： 中分化型腺癌的表现，浸润至纤维肌层（fm）。

肝门部区域胆管癌

透亮、充盈缺损影　表面不平整

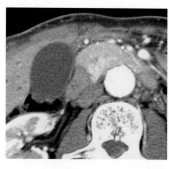

CT
胰头部强化的肿瘤影。

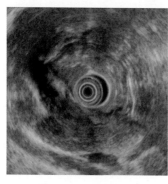

EUS
低回声肿瘤影似乎从胆管突向胰腺。

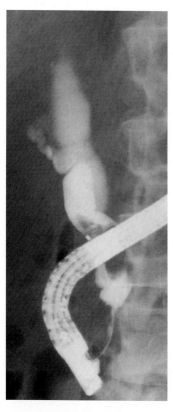

ERCP
下段胆管有透亮影。表面不平整。

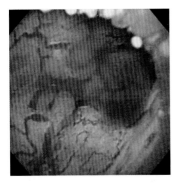

PTCS
向胆管腔内突出的肿瘤。表面较平整，
有血管扩张表现。

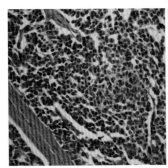 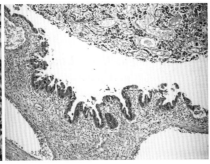

病理

组织学表现：肿瘤主体为小型细胞构成的实性细胞巢，呈小梁状排列，是小细胞癌。细胞巢附近胆管上皮可见高分化型腺癌，诊断为胆管原发。

胆管小细胞癌

专栏 **胆管小细胞癌**

疾病概念　既往将消化道领域的内分泌肿瘤统称为类癌，认为是低度恶性的肿瘤。在2010年WHO分型中，将其分为神经内分泌肿瘤（NET）、神经内分泌癌（NEC）、混合性腺神经内分泌癌（MANEC）几大类。根据细胞增生能力（核分裂，Ki-67），进一步将NET分为G1型和G2型。在2017年的WHO新分型中，根据基因突变及对抗癌药的敏感差异，在形态病理学上将NEC分为高中分化的NET（G3）和低分化的NEC（G3）。NEC（G3）在形态学上分为小型细胞构成的小细胞癌和大型细胞构成的大细胞癌。小细胞癌在结构上的特点是细胞巢形成、莲座结构、小梁状排列，高异型度的细胞学特点为N/C比值增高。小细胞癌好发于肺，肺外发生率报道为4%。但是，胆道系统的神经内分泌癌发生率低，胆管原发的小细胞癌是极为罕见的疾病，预后很差。

诊断　CT增强显示为边界清楚、血运丰富的肿瘤，胆道造影的典型表现是边缘较平滑的闭塞影或半球状充盈缺损影。一方面，在术前进行胆管活检或细胞学诊断，有很多病例很难做出病理组织学上的确诊。但可疑胆管小细胞癌时，进行神经内分泌标志物的免疫染色检查是很重要的。

治疗　胆管小细胞癌的术后复发率很高，仅靠切除疗效不佳。但目前还没有明确有效的化疗方法，一般基于肺小细胞癌的治疗，推荐采用多药联合的化疗和放疗。

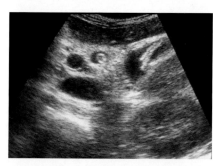

US
横断面影像可见胆管内有轮状回声影
（牛眼回声，bull's eye echo）。

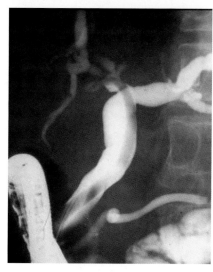

ERCP
胆管内有小梁状透亮影。

专栏　胆道镜诊断

　　胆道镜是经皮或经口对胆管内进行直接观察的内镜检查，1976 年开始有临床应用的报道。胆道镜有经口胆道镜（peroral cholangioscopy，POCS）和经皮经肝胆道镜（percutaneous transhepatic cholangioscopy，PTCS）。PTCS 因为需要将经皮引流的瘘管进行充分扩张，因此侵袭性低的 POCS 被广泛应用。POCS 可将经口子母胆道镜和细口径胆道镜直接插入胆道内的经口直接胆道镜（peroral direct cholagioscopy，PDCS）。

　　有胆道狭窄或胆管壁增厚病变的影像常很难诊断。ERCP 下的刷检或活检的诊断率为 35% ~ 70%，很难令人满意。胆道镜下对胆道病变的直接观察或直视下活检的诊断率为 80% ~ 96%，对于病变的评价有意义。对胆道病变的黏膜进行直接观察时，有关于恶性、良性的特征性表现的报道。众所周知，恶性病变具有以下特征性表现：①不规整的、扩张的、蛇行血管（肿瘤血管）；②易出血性；③不规整的乳头状肿瘤增生；④黏膜下肿瘤样结节状隆起。如果观察到这些胆道黏膜表现时提示恶性的可能

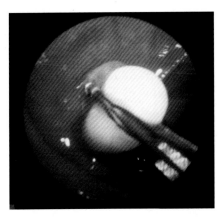

内镜
实施 EST 后，用网篮钳子夹出白色虫体。

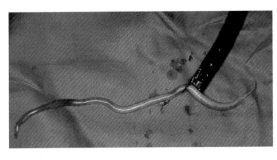

摘除物
20cm 的蛔虫。

胆道蛔虫误入症

性较大。另一方面，良性病变是以有排列规整、细血管的平坦黏膜为特点，还有平坦的、均匀颗粒黏膜的增生，以及黏膜平整仅表面凹凸变化的炎症性改变。皱襞收缩的白色调黏膜提示有瘢痕化良性病变的表现。进一步使用 NBI 能够强化黏膜结构或黏膜血管，对于黏膜表面细微结构变化的观察有意义。

胆管癌的进展程度诊断在决定外科手术切除范围上具有重要意义，CT 或 MRI 对于浅层浸润的肿瘤范围诊断困难。与仅用 ERCP 进行评估相比，有报道认为使用胆道镜评估黏膜面，结合定位活检，几乎可以对所有肿瘤的进展范围进行评价。

有报道称，ERCP 使用机械式碎石器进行胆总管结石碎石治疗后，对于造影未见明确残留结石的病例再行 POCS，仍有 28.3% 的结石残留。因此也可以不造影直接进行直视下残留结石的取石。POCS 对于残留结石的评价及治疗都有意义。

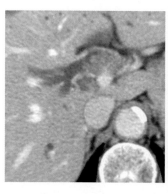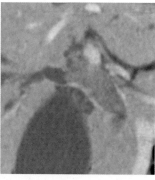

CT（平衡期）

从胆囊管到胆总管、左右肝管分支部可见伴强化的不规整肿瘤性病变。肝内胆管扩张，胆囊肿大。

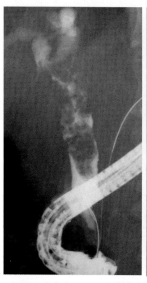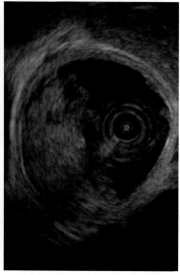

ERCP（左）/ IDUS（右）

胆管内有不规整充盈缺损（左）。从胆囊管到胆总管可见乳头状隆起性病变（右）。

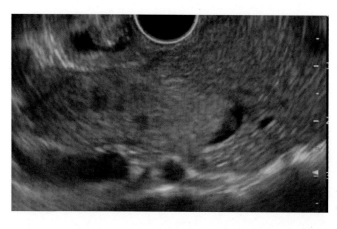

EUS

从胆囊管到胆总管略高回声的乳头状肿瘤性病变。未见明确壁外浸润。

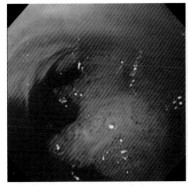 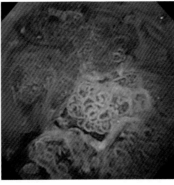

POCS
在三管合流部易出血性乳头状肿瘤。可见扩张、不规整的蛇行血管。

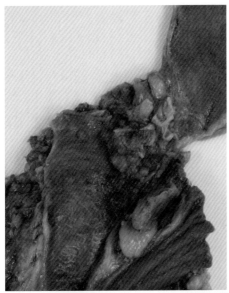

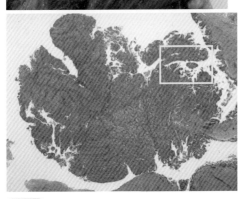 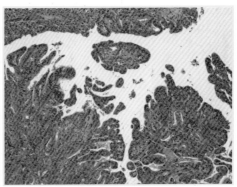

病理

肉眼表现：以胆囊管为根基，向胆总管内进展。

组织学表现：异型细胞增生，呈不规整的乳头状管状结构。

胆囊管癌

胆管

局限性

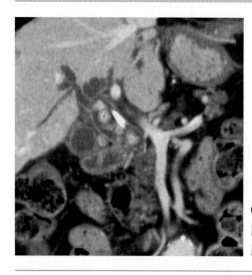

CT（平衡期）

胆总管内多发清楚的高密度结石，肝内
胆管轻度扩张。

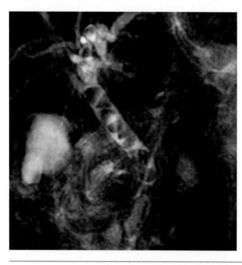

MRCP

胆汁的高信号内可见很多充盈缺损影。

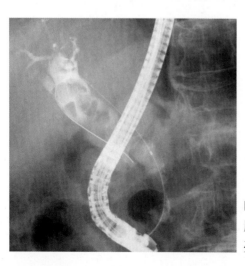

ERCP

胆总管显著扩张，整个胆管有多发透
亮影。

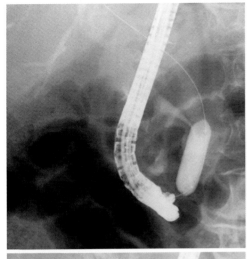

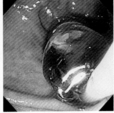

ERCP
EST 后，用乳头扩张用球囊导管实施 EPLBD。

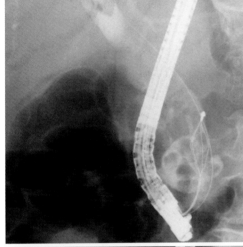

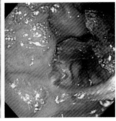

使用机械式碎石器，不是从下段胆管的结石开始按顺序碎石，而是夹持结石排出。

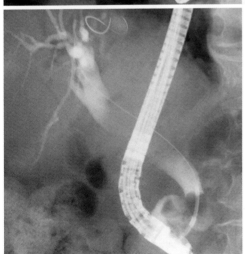

结石全部排出。

胆总管结石（堆积结石）

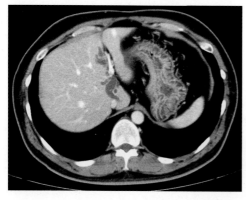

CT（门脉期）

局限性肝内胆管扩张，但无法找到梗阻点。

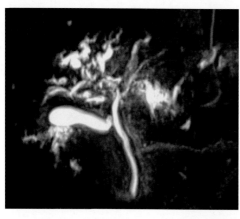

MRCP

肝 S1、S4、S5 的局限性肝内胆管扩张。

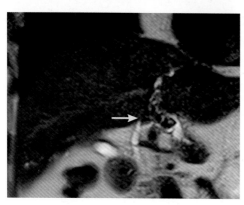

MRI（T2 加权像）

在肝 S1 的肝内胆管内，有考虑为肝内胆管结石的多个无信号区（——▶）。

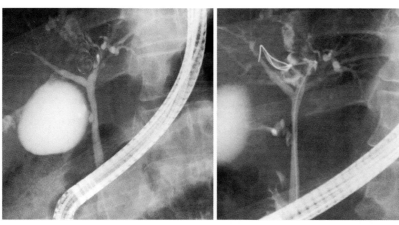

ERCP

胆管造影显示右后区支显著扩张，内有透亮影。吸引为透明的黏稠液体。

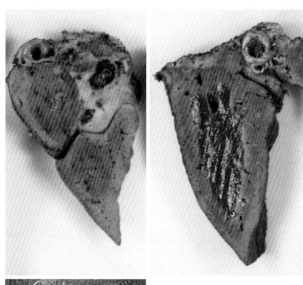

病理

肉眼表现：扩张的肝内胆管内有结石。

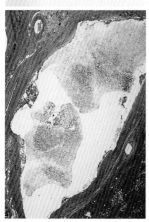

组织学表现：肝内胆管内胆固醇结石。

肝内结石

151

胆管

局限性

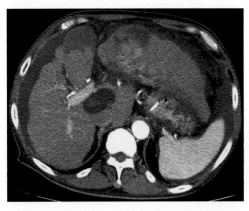

CT（动脉期）

胆囊及胆道内血肿。

在肝 S3 的肝细胞癌 RFA 治疗部位可见
强化的肿瘤。可疑有同部位的出血。

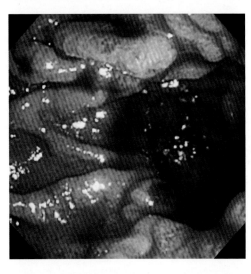

内镜

从十二指肠乳头有血性胆汁排出。
可见乳头旁憩室。

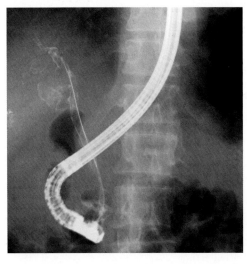

ERCP

从肝门部到肝外胆管有多发透亮影。

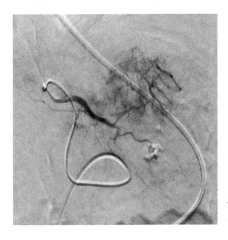

血管造影
与肝 S3 的 RFA 治疗部位一致的肿瘤血管影。

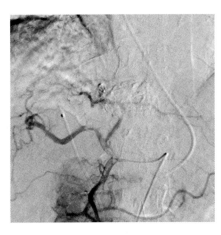

动脉栓塞术
注入栓塞物质，确认肿瘤不强化，止血。

胆道出血

专栏 胆道出血

疾病概念 胆道出血（hemobilia）是指由于某种原因导致胆道（胆囊、胆管）内出血，血液达十二指肠乳头的状态。原因包括医源性、炎症性（胆囊炎、胆管炎和肝脓肿）、肿瘤性（肝细胞癌、胆囊癌、胆管癌）。随着各种介入操作的发展普及，现在胆道出血的一大半都是此类操作导致的医源性出血。

临床表现 主要症状有上腹部绞痛、消化道出血和黄疸，称为 Quincke 三联征。

诊断 直观表现是在内镜下确认有来自十二指肠乳头部的出血。US 下胆道内出血显示为略高回声的流动性物质。CT 平扫为胆道内高密度影，如果有活动性出血的话，CT 增强有对比剂的漏出对于出血来源的确定有意义。

治疗 如凝血块引起阻塞性黄疸或胆管炎，可行内镜下乳头切开术（EST）或胆道引流。如出血量大需要紧急止血时，可通过血管造影找到出血部位，行动脉栓塞术。如无法找到出血部位，必要时可行外科治疗。

透亮、充盈缺损影　多发

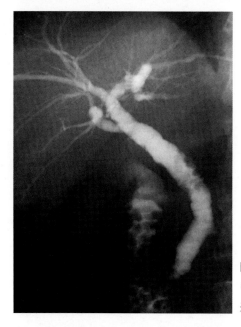

ERCP
中段胆管多发充盈缺损像。
表面平整。

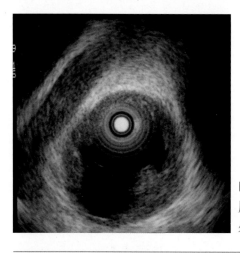

IDUS
胆管内多发低回声肿瘤。
外侧高回声层保持完整。

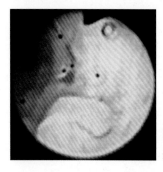

POCS
表面平整的肿瘤。

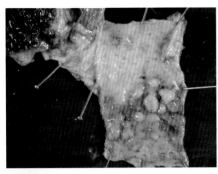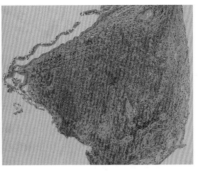

病理

肉眼表现：以中段胆管为中心，上段胆管和胆囊管多发表面平整的隆起性病变。

组织学表现：黏膜下层淋巴细胞浸润和淋巴滤泡增生。胆管上皮未见异型。诊断为淋巴滤泡性胆管炎。

淋巴滤泡性胆管炎

专栏　经口胆道镜

　　经口胆道镜（peroral cholangioscopy，POCS）是通过十二指肠镜（母镜）经乳头将细口径胆道镜（子镜）直接插入胆管内，进行胆道病变的诊断和治疗。1976 年应用于临床，近年来随着内镜技术的进步，其画面质量、操作性都有所提升。

　　诊断　用于 US、CT、MRI 等其他方式确诊困难的胆管狭窄的良恶性鉴别以及胆管癌的水平进展程度评估。可疑恶性疾病的表现包括不规整扩张、蛇行肿瘤血管，要注意不要漏掉乳头状隆起的黏膜改变。此外，与透视下活检相比，经口胆道镜尽管一次的活检量少，但因为能够进行直视下狙击式活检，使诊断能力得以提升。

　　治疗　对于通常的 ERCP 下结石排出困难的病例（巨大结石或合流部结石，confluence stone），报道显示在经口胆道镜下使用液电碎石仪（electrohydraulic lithotripsy，EHL）和钬激光器（YAG）对治疗有意义。另外，对于胆管内肿瘤，报道有 POCS 下光动力疗法（photo dynamic therapy，PDT）、Nd-YAG laser photoablation、氩离子烧灼疗法等进行的肿瘤烧灼疗法。烧灼疗法虽是姑息性治疗，但可预防由于肿瘤增大引起的胆管闭塞，且对肿瘤出血也有止血效果。

扩张

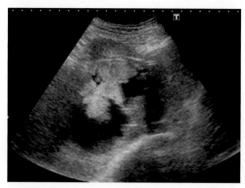

US

肝右叶 90mm 大小的囊肿。内有不均匀
的乳头状实性成分。

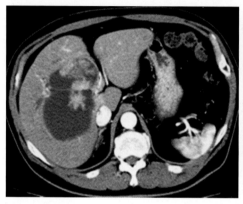 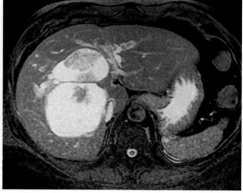

CT（动脉期，左）/ MRI（T2 加权像，右）

囊肿内的实性成分，从动脉期开始强化（左）。右肝内胆管末端轻度扩张。呈高信号
的囊肿内可见实性成分（右）。囊肿与胆管有连续性。

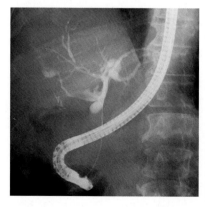

ERCP

胆管造影右后区支显著扩张，内有透亮
影。吸引出透明的黏稠液体。

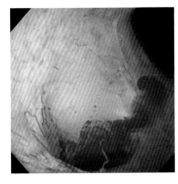

POCS
右后区支分支部可见乳头状黏膜。

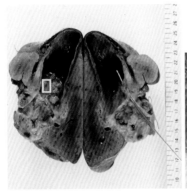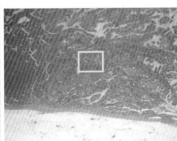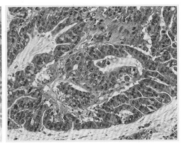

病理

胆管的右后区支黏液潴留和扩张，异型腺上皮细胞呈乳头状增生。

IPNB（胆管内乳头状肿瘤）

专栏　胆管内乳头状肿瘤

疾病概念　胆管内乳头状肿瘤（IPNB）是将胆管腔内呈乳头状增生的胆管上皮性肿瘤进行整合，作为一个新的概念提出，在 2010 年的 WHO 分型中记载为肝内外的癌前病变或癌病变。现在认为是胰管内乳头状黏液性肿瘤（intraductal papillary-mucinous neoplasm，IPMN）的副本。约 30% 有黏液的过度产生。组织学特点是伴血管结缔组织芯的异型胆管上皮的乳头状增生。

临床表现　主要症状有腹痛、黄疸、胆管炎、胰腺炎等。也有不少偶然发现的病例，尤其在产生大量黏液的病例中，有胆管炎症状成为诊断的契机。

诊断　通过 US、MDCT、MRI 等发现胆管扩张和腔内肿瘤影。通过 ERC 也可观察十二指肠乳头部，乳头开口部增大及黏液排出也可间接证明 IPNB 的存在。通过胆道镜（经口，经皮经肝）能够进行肿瘤的直接观察，也可以进行活检，因此对于部位诊断、质的诊断具有意义。

治疗　原则上是外科切除，但术前充分进行进展程度的诊断，对于切除术式的选择非常重要。

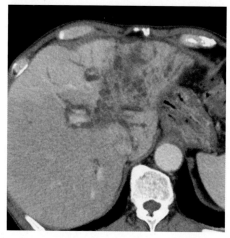

CT（平衡相）
左肝内胆管扩张，但未发现明确的结石
或肿瘤性病变。

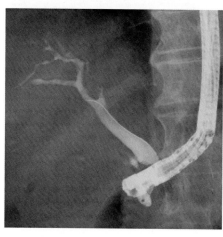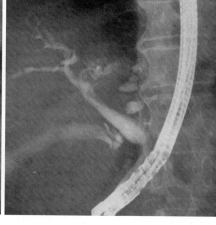

ERCP
左胆管V字形
狭窄（左）。胆
管壁平整。注
射对比剂后狭
窄部的末端胆
管强化，扩张
（右）。

专栏　**胆周囊肿**

（**疾病概念**）　胆周囊肿（peribiliary cyst）是以肝门部为中心发病的多发性囊肿性疾
病。病理组织学上认为是分布于肝内大胆管周围的胆管周围附属腺的扩张。囊肿的大
小为2～20mm，未见囊肿与胆管的交通。发生机制不明，临床上常见于肝硬化或慢
性肝炎等慢性肝脏疾病或门脉高压症，推测原因是门脉系统的循环障碍导致分泌通
路阻塞。也有败血症或胆管炎等感染或成人多囊性疾病（adult polycystic disease）
等作为背景疾病的报道，也有人认为与先天因素有关。

（**临床表现**）　多呈无症状的慢性经过，临床上极罕见，但随着影像学诊断水平的提
升，其临床病例的报告也增多。另一方面，由于囊肿沿着胆管分布，直径5mm的小
囊肿也可压迫胆管引起狭窄，甚至发生闭塞引起胆管炎或阻塞性黄疸。

（**诊断**）　需要证明囊肿与特征性的胆管周围所聚集的胆管簇之间无交通。DIC-CT仅

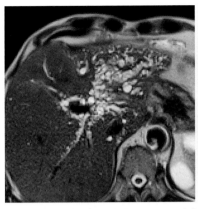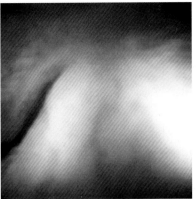

MRI（T2 加权像，左）/ POCS（右）

左末端胆管扩张。另外可见沿肝内胆管分布的多发囊肿（左）。狭窄部位的胆管黏膜平整，未见瘢痕样改变或肿瘤血管。因壁外压迫引起的平缓膨胀性隆起（右）。诊断为 peribiliary cyst 引起的壁外性胆管狭窄。

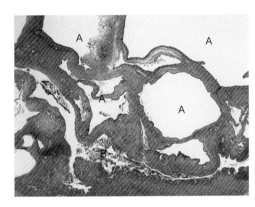

病理

组织学表现： 肝门部胆管周围多发的囊状扩张的胆管附属腺（A），压迫胆管（B）。

peribiliary cyst（胆周囊肿）

显示胆管，而不显示与胆管无交通的囊肿，对于 peribiliary cyst 与肝内胆管扩张的鉴别有意义。MRCP 能够同时显示囊肿和胆管，可以通过确认胆管的走行来掌握囊肿的分布，对于 peribiliary cyst 等病灶局限于胆管周围的疾病具有诊断意义。ERCP 不显示囊肿，因此在确认囊肿与胆管无交通方面具有诊断意义。IDUS 能够清楚地显示出与胆管狭窄部位一致的周围囊肿的压迫表现及肝内胆管周围多发囊肿与胆管腔无交通。胆道镜可直接观察到因囊肿引起的压迫性狭窄部位呈 SMT 样表现。有时压迫性胆管狭窄与肝内胆管癌鉴别困难，需要充分掌握上述的影像学诊断特点来进行诊断。

治疗 对于无症状的情况，通常进行随诊观察。对于可疑胆管癌的病例或反复发生胆管炎的病例也可选择外科手术治疗。

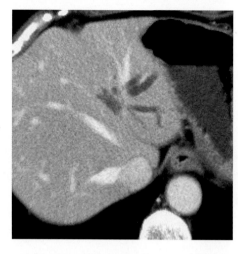

CT（平衡期）
左肝内胆管扩张，未找到明确的结石或
肿瘤性病变。

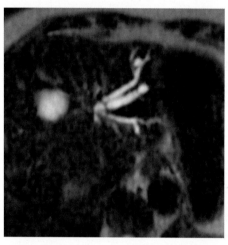

MRI（T2 加权像）
与 CT 一样，左肝内胆管扩张。

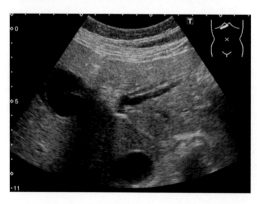

US
左肝内胆管扩张，未找到明确的结石或
肿瘤性病变。

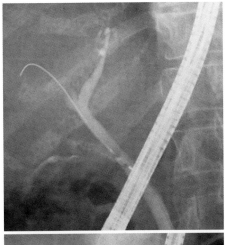

ERCP
左胆管 V 字形狭窄。
胆管壁平整。

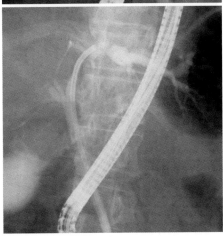

注射对比剂后，狭窄部位的末端胆管强
化、扩张。

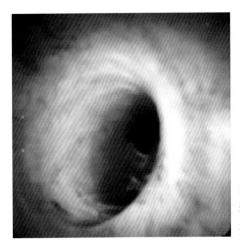

POCS
狭窄部的胆管黏膜平整，未见瘢痕样改
变或肿瘤血管。

胆管弯曲、蛇行

胆管

局限性

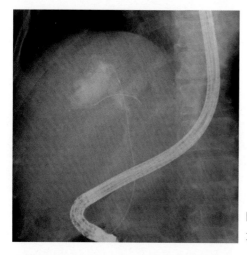

ERCP
右胆管有对比剂漏出。

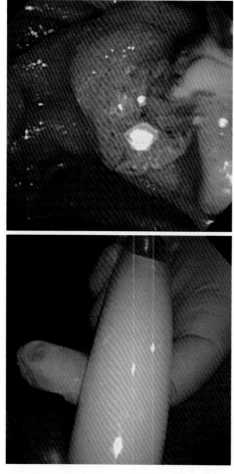

内镜
从乳头流出黄褐色胆汁。

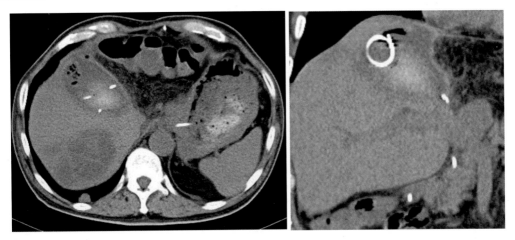

CT

对肝右叶肝细胞癌行 TACE 时发现胆汁性囊肿（biloma）。

经乳头留置塑料支架。

biloma（肝外胆汁性囊肿）

专栏　外伤性胆管狭窄

疾病概念　很久以来，此病作为胆囊或十二指肠等上腹部手术的并发症之一而广为人知。最近报道显示，作为腹腔镜下胆囊摘除术的并发症，发生率也很高（1.7%）。其他原因还有交通事故引起的方向盘外伤或上腹部殴打等。

诊断　手术作为病因时，术中判定还是术后判定有很大差异。术后发现的症状更严重。在交通事故或殴打等外伤引起的情况下，多在事故后 7～14 天以黄疸发病。事故后有误诊为胆管癌等而实施过度手术的情况，因此必须详细询问病史。需要注意其中也有钝性腹部外伤后胰上缘胆管狭窄，因迟发性发病而导致诊断困难的情况。可通过 US 下肝内胆管扩张、MRCP 等诊断为胆管狭窄。

治疗　腹腔镜下胆囊摘除术后多因夹子引起胆管闭塞，当经皮经肝治疗或经乳头治疗困难时需行胆管肠管吻合术。如果导丝能够通过狭窄部位，术后或事故后的胆管狭窄也可以通过球囊扩张、留置探条或临时胆管支架改善。重度狭窄时，也有报道称可留置多根胆管支架或大口径金属支架。

胆管

局限性

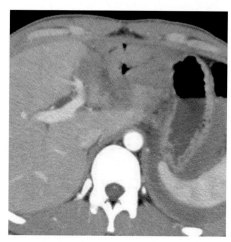

CT（动脉期）
肝左叶肝脓肿。

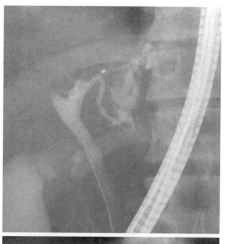

ERCP
交通事故外伤引起肝损伤。
左胆管（B2）破裂，可见对比剂漏出。

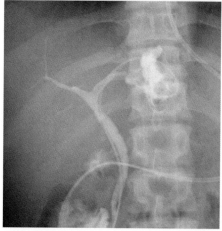

留置 ENBD。

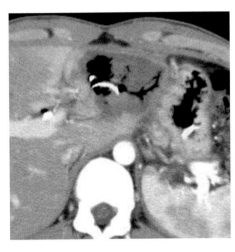

CT（动脉期）
留置 ENBD 后脓肿未缩小。

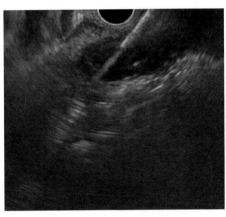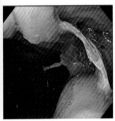

EUS 下脓肿引流
从胃体上部小弯侧用 FNA 针行肝脓肿穿刺，留置金属支架。

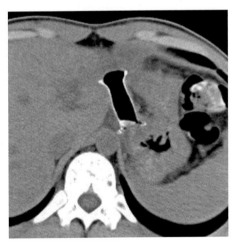

CT
留置金属支架后，脓肿腔消失。

外伤性肝损伤、肝脓肿

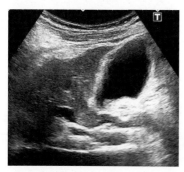

US
从肝 S5 浸润至左肝管内的肿瘤。

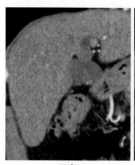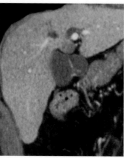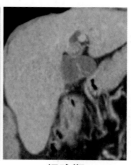

平扫　　　　　动脉期　　　　　门脉期

CT（冠状面）
左肝管内逐渐强化的病灶。

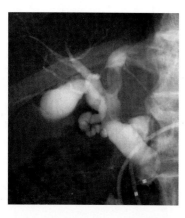

ENBD
ENBD 造影，可见左肝管内表面基本平滑的肿瘤。

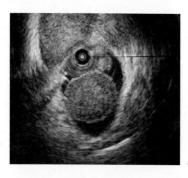

IDUS
肿瘤边缘可见高回声带。

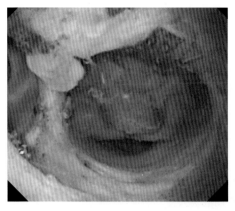

POCS
左肝管内有表面基本平滑的肿瘤，局部
呈黑色。

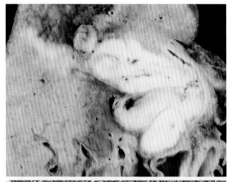

病理

肉眼表现：白色肿瘤占据左肝管内。局
部考虑有出血。

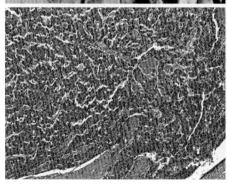
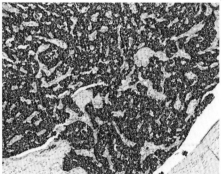

HE   AHH

组织学表现：在病理组织学上，有大小不一、异型的核和嗜酸性胞浆的肿瘤细
胞增生，呈细小梁状结构。免疫染色，anti-human hepatocyte（AHH）和 CK18
阳性，诊断为肝细胞癌的胆管内癌栓。

肝细胞癌的胆管内癌栓

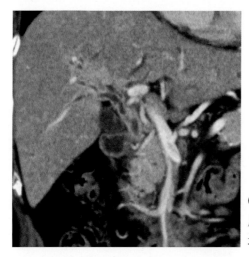

CT（动脉期）
肝内胆管不规则扩张，胆总管壁不规则
增厚。

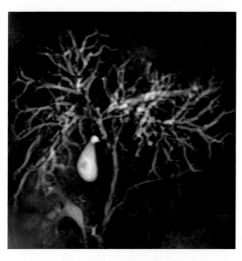

MRCP
肝内胆管多发节段性狭窄，呈枯枝状。

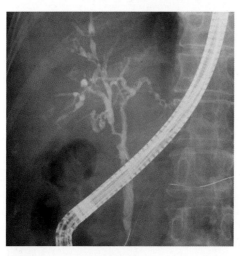

ERCP
肝内胆管多发狭窄影。
局部突出呈憩室样改变。

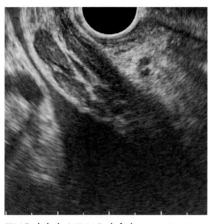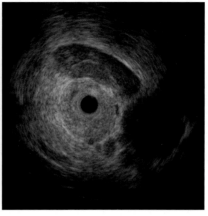

EUS（左）/ IDUS（右）

胆管壁内低回声层不均匀增厚，外侧高回声层未见改变。胆管腔无扩张，
表面不平整（左）。胆管壁呈全周性不规则增厚。周围淋巴结肿大（右）。

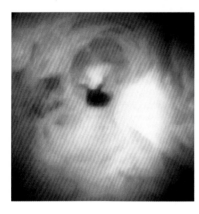

POCS

胆管壁可见溃疡瘢痕，假憩室。
未见血管增生。

PSC（原发性硬化性胆管炎）

专栏　原发性硬化性胆管炎

疾病概念　肝内、肝外胆管发生原因不明的纤维性狭窄，引起进行性慢性肝内胆汁淤积，导致胆汁性肝硬化，最终引起肝功能不全的预后不良炎症性疾病。常合并溃疡性大肠炎（ulcerative colitis，UC）等炎症性肠病（inflammatory bowel disease，IBD），推测与免疫异常或基因异常相关。

临床表现　在日本，PSC 的 IBD 并发率约为 40%，较欧美国家低，男性居多，发病年龄有 2 个峰值（20 多岁和 60 多岁）。此外，可合并胆管癌。

诊断　日本没有单独的诊断标准，国际上采用以前 Mayo clinic 小组提出的诊断标准。而目前的诊断标准中，除了病理组织学表现以外，直接胆道造影也是非常重要的一项。

治疗　肝移植是唯一可能根治的方法。

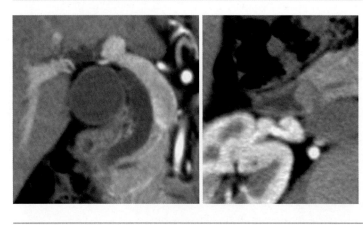

CT（动脉期）

十二指肠乳头部可见轻度强化的肿瘤，胆管扩张。

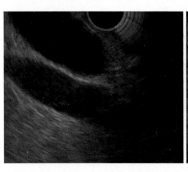 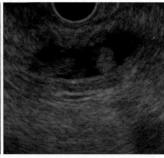

EUS

十二指肠乳头正上方可见肿瘤性病变，胆管扩张，约12mm大小。此外，胆总管内有大量胆泥。

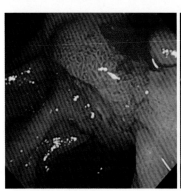 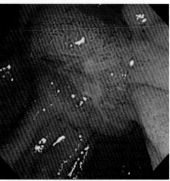

内镜

十二指肠乳头开口部不规整凹陷，有溃疡形成。

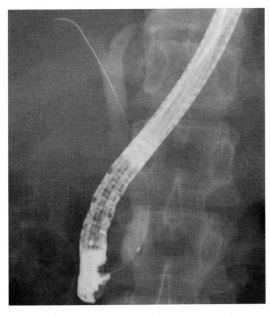

ERCP
胆管造影在乳头正上方表现为前
端纤细、狭窄。上游胆管扩张。

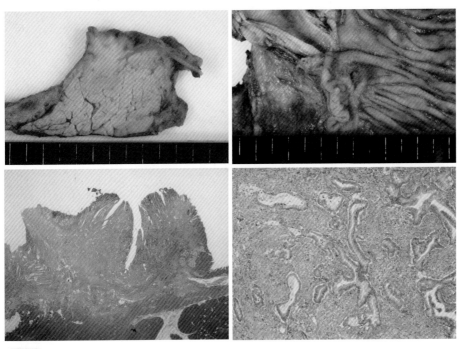

病理

肉眼表现：十二指肠乳头部溃疡性病变。

组织学表现：异型细胞增生，形成不规则腺管。为中分化型管状腺癌表现。

乳头部癌

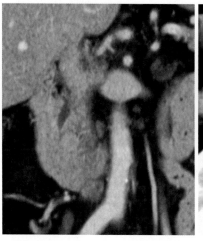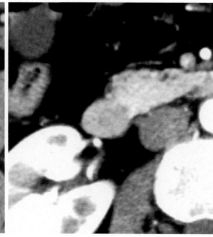

CT（动脉期）
欠清楚，在主乳头部
提示有肿瘤性病变。
可见轻度胆管扩张。

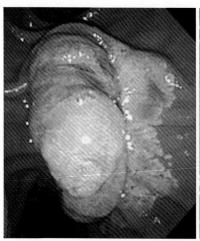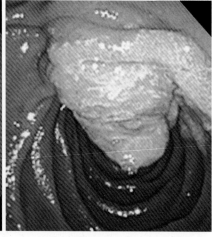

内镜
白色乳头部肿瘤向侧
方或肛门侧进展。

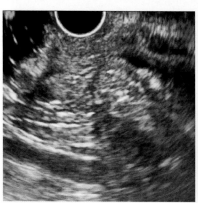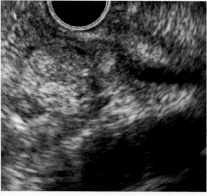

EUS
未见向胰管的明确进
展，可疑胆管内肿瘤
进展。

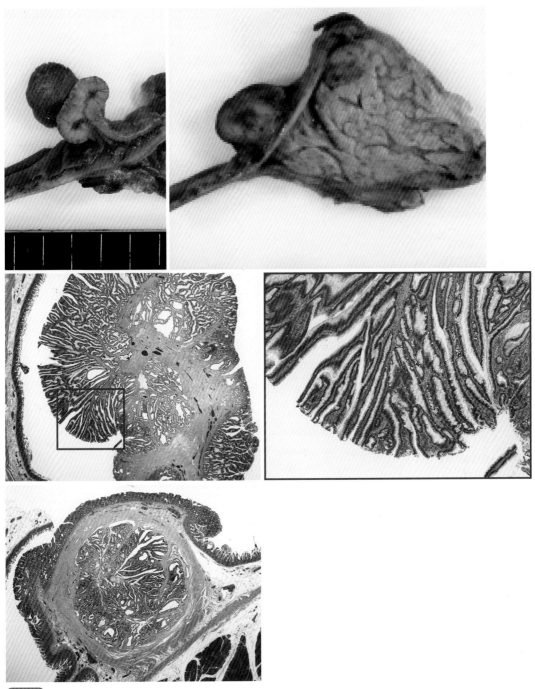

病理

肉眼及组织学表现： 核染色质深染的异型柱状上皮细胞密集增生，呈管状结构或绒毛状结构。呈重度异型的绒毛管状腺癌表现。肿瘤在乳头开口部折返，向乳头部共通管~乳头部胆管内水平进展。

乳头部腺瘤

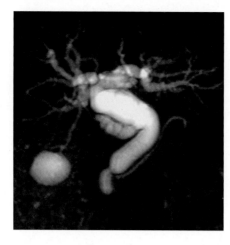

MRCP
十二指肠壁内囊性病变，胆总管呈囊状
扩张。

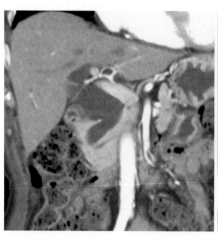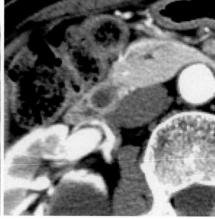

CT（动脉期）
胆总管弥漫性扩
张，未见明确的
肿瘤性病变（左）。
十二指肠壁内可
见囊肿（右）。

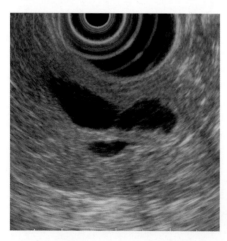

EUS
明确囊肿位于十二指肠壁内。

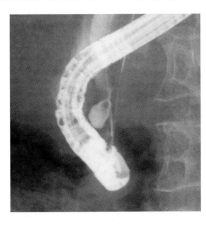

ERCP
乳头部胆管局限性扩张，胆总管也呈弥漫性扩张。

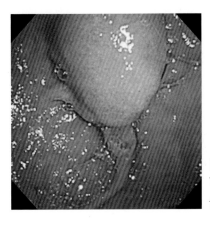

内镜
可见乳头口侧隆起的膨隆。
诊断为胆管囊肿（choledochocele）。

choledochocele

专栏 先天性胆道扩张症

疾病概念 《先天性胆道扩张症诊断标准 2015》提出"所谓先天性胆道扩张症，是包括胆总管在内的肝外胆管局限性扩张的先天性发育异常，合并胰、胆管合流异常。"相当于 1995 年提出的户谷分型中的 Ia 型、Ic 型和 IV-A 型。由于胆管扩张和胰、胆管合流异常，导致胆汁和胰液流出障碍或相互逆流，引起胆道癌等肝、胆道及胰腺的各种疾病状态。针对成人先天性胆道扩张症的研究，胆道癌发生率为 21.6%。

临床表现 黄色人种中女性居多。虽说腹痛、黄疸、腹部肿瘤为三大主要症状，但很少有表现为全部症状的，并且在筛查时才被发现的无症状病例越来越多。

诊断 非侵袭性的腹部超声可以发现胆道扩张，MDCT、MRCP 和 ERCP 等适用于合流异常的诊断。MDCT 和 MRCP 是低侵袭性的操作，但对于主胰管和合流部的显影效果劣于 ERCP。对于成人病例，采用 EUS 或 IDUS 更能确定胰、胆管合流异常的诊断，同时也可用于排除胆道癌。

治疗 包括胆囊在内的肝外胆管切除。

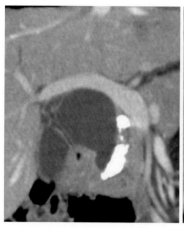
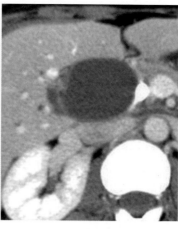

CT（门脉期）
胆总管呈囊状扩张。胰头部有粗大钙化。

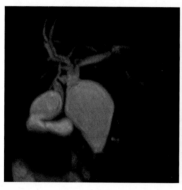
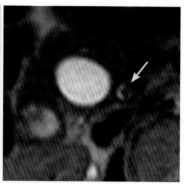

T2 加权像

MRCP（左）/ MRI（右）
胆总管囊肿。T2 加权像中可见考虑为主胰管内胰石的充盈缺损（→）。

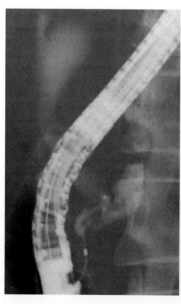
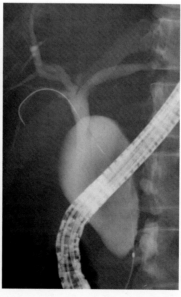

ERCP
胆管和胰管同时造影，考虑有胰、胆管合流异常。合流部的肝侧胆管呈梭形扩张。胆汁中淀粉酶高值。

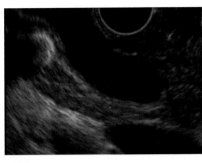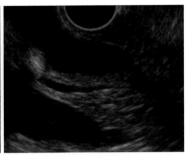

EUS

显示十二指肠球部。胰头部周围可见多个有声影的胰石。胰、胆管合流部不清楚。

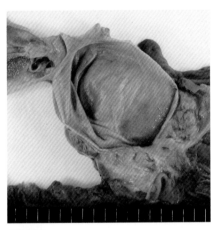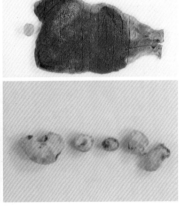

〔病理〕

可见 6.5cm 长的胆总管显著囊状扩张（户谷分型 I 型）。主胰管是由十二指肠固有肌层在远端从胆管分支。胰管内充满胰石。胆囊黏膜内有胆固醇。

先天性胆道扩张症，胰、胆管合流异常

〔专栏〕 **胰、胆管合流异常**

〔疾病概念〕 所谓胰、胆管合流异常（pancreaticobiliary maljunction），是指解剖学上胰管和胆管在十二指肠壁外合流的先天性发育异常。在功能上，十二指肠乳头括约肌（Oddi 肌）的作用达不到胰、胆管合流部，因此引起胰液和胆汁的相互逆流，引发胆汁和胰液的流出障碍或胆道癌等胆道或胰腺的各种疾病。

〔诊断〕 以往的诊断标准是通过直接胆道造影确认乳头括约肌作用达不到胰、胆管合流部。近年来随着影像学诊断的进步，通过 MDCT、MRCP 或 EUS 等检查方法，能够确认胰管和胆管的壁外合流情况，可以做出合流异常的诊断。

胆管

弥漫性

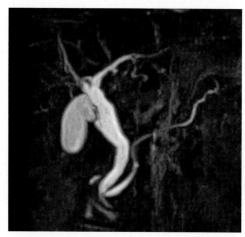

MRCP

肝外胆管 12mm 大小，轻度扩张。主胰管 6mm 大小，轻度扩张。未见明确狭窄或结石。有肝功异常和原因不明胰腺炎的既往史。幼年有冲绳居住史。

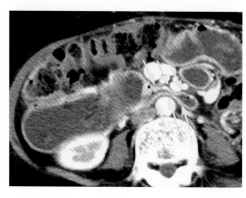

CT（动脉期）

十二指肠的 3rd portion 可见全周性壁增厚，狭窄（→）。口侧的胃、十二指肠扩张。狭窄部周围未见明确的肿瘤性病变。

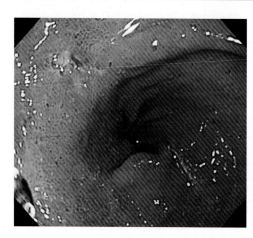

内镜

主乳头开口部周围黏膜粗糙。水平部十二指肠黏膜水肿、糜烂，有瘢痕狭窄。未见溃疡或肿瘤性病变。

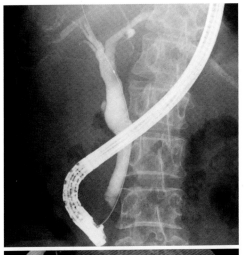

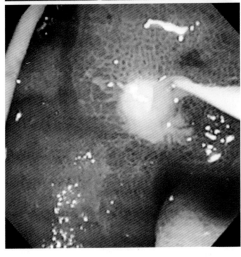

ERCP

胆管造影可见肝外胆管狭窄，未见明确透亮影。主乳头开口部有黏稠度高的浓汁附着，胆汁呈黄褐色透明状。

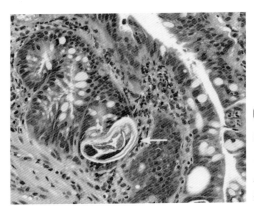

病理

组织学表现： 十二指肠和主乳头活检，以中性粒细胞和嗜酸性粒细胞为主的重度炎症细胞浸润，上皮内可见含嗜碱性颗粒的虫体聚集（─►）。

粪线虫感染

179

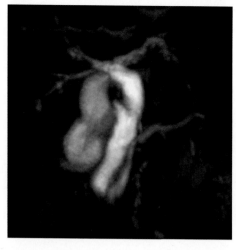

MRCP
胆管弥漫性扩张，胰管也有轻度扩张。

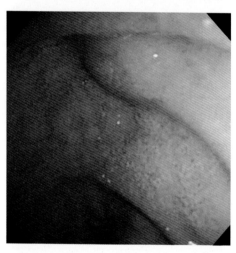

内镜
十二指肠乳头正常，未见肿瘤性病变。

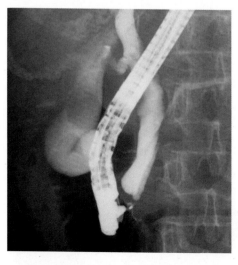

ERCP
胆管弥漫性扩张。

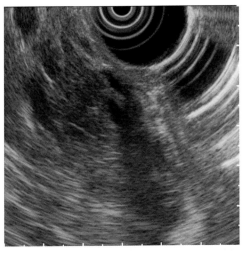

EUS
未见胰、胆管合流异常或作为梗阻点的
肿瘤。

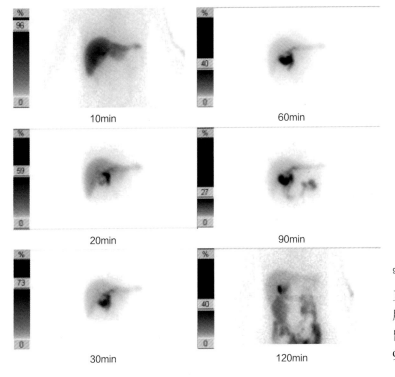

10min

60min

20min

90min

30min

120min

^{99m}Tc–PMT 肝胆道显像
正常在静脉 30min 后排至
肠管，但 60min 后仍滞
留在胆总管。静脉注射
90min 后排泄到肠管。

伴乳头功能不全的胆管扩张

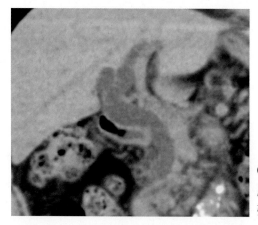

CT
胆囊摘除术后，从肝内胆管到胆总管呈
弥漫性扩张。

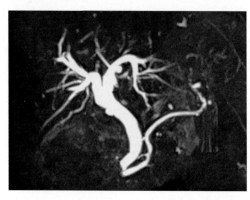

MRCP
胆管弥漫性扩张，未见明确的胆管狭窄
或可疑结石影。

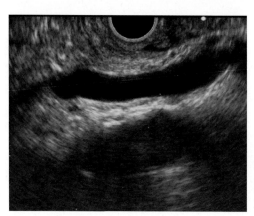

EUS
胆总管 13mm 大小，扩张，内部未见结
石或胆管壁增厚。乳头部也未见肿瘤。

胆囊切除术后的胆管扩张

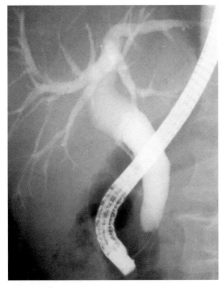

ERCP
胆管呈弥漫性扩张。

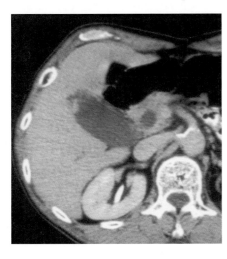

CT
胆管至末端呈弥漫性扩张。

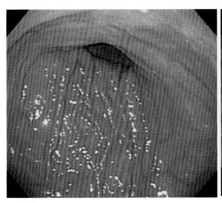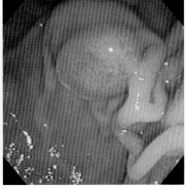

内镜
Billroth I 法胃切除术后。乳头轻度肿大。为胃切除术后的胆管扩张。

胃切除术后的胆管扩张

胰腺

胰腺病变的诊断方法

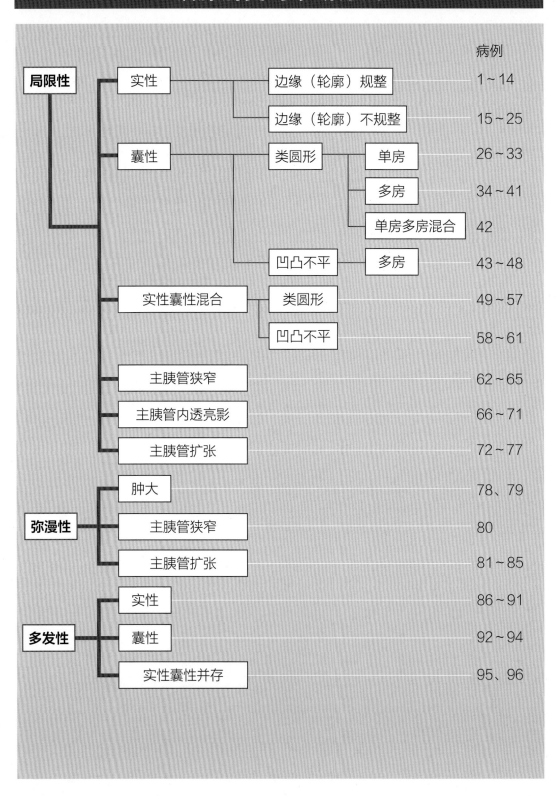

病例

局限性 ── 实性 ── 边缘（轮廓）规整 ──────── 1～14
　　　　　　　 └─ 边缘（轮廓）不规整 ────── 15～25

　　　　 囊性 ── 类圆形 ── 单房 ──────── 26～33
　　　　　　　　　　　　 ├─ 多房 ──────── 34～41
　　　　　　　　　　　　 └─ 单房多房混合 ─── 42
　　　　　　　 └─ 凹凸不平 ── 多房 ──────── 43～48

　　　　 实性囊性混合 ── 类圆形 ──────── 49～57
　　　　　　　　　　　└─ 凹凸不平 ────── 58～61

　　　　 主胰管狭窄 ──────────────── 62～65
　　　　 主胰管内透亮影 ───────────── 66～71
　　　　 主胰管扩张 ──────────────── 72～77

弥漫性 ── 肿大 ─────────────────── 78、79
　　　　 主胰管狭窄 ──────────────── 80
　　　　 主胰管扩张 ──────────────── 81～85

多发性 ── 实性 ─────────────────── 86～91
　　　　 囊性 ─────────────────── 92～94
　　　　 实性囊性并存 ───────────── 95、96

186

胰腺病变的观察方法

在诊断胰腺病变时，首先要关注异常表现是局限性、弥漫性，还是多发性的。

1. 局限性病变

对局限性病变，要判断主体是肿瘤性还是主胰管改变。如果是肿瘤性，要检查是实性、囊性还是两者混合。如果是主胰管改变，要关注是否有狭窄、闭塞，内部是否有透亮影或扩张。

1) 实性

需关注：病变的边缘（规整、不规整），边界（清楚、不清楚），内部血流状态（血运丰富、乏血供），主胰管和周围胰腺实质的改变。

2) 囊性

需关注：囊肿整体形状（类圆形、凹凸不平），内部结构（单房、多房、分隔或壁内结节、内容物性状），与胰管的关系（狭窄、扩张、透亮影、交通有无），胰腺实质改变。

3) 实性囊性混合

除了上述1) 和2) 以外，需关注两者的位置关系（实性部分为中心、边缘、乳头侧或尾侧）。

4) 主胰管狭窄

需关注：狭窄部位性状，分支胰管的改变，尾侧胰管的状态，胰腺实质的改变。

5) 主胰管内透亮影

需关注：透亮影的形状（类圆形、凹凸不平），钙化及活动性的有无，主胰管或胰腺实质的改变。

6) 主胰管扩张

需关注：扩张的形态，内部形状，扩张部位及范围，胰腺实质的改变。

2. 弥漫性病变

存在胰腺整体肿大或萎缩、主胰管全长狭窄或扩张的情况。胰腺整体肿大或弥漫性主胰管狭窄的主要原因包括胰腺炎和胰腺癌，需通过观察胰腺实质及主胰管的改变进行鉴别。对于弥漫性主胰管扩张，除了胰管内乳头状黏液性肿瘤以外，要注意在乳头部或乳头附近病变的存在。

3. 多发性病变

病因可能是一致的，也可能是不同的，需谨慎诊断。

诊断要点

◆ 实性病变

需关注：①单发还是多发。②首先检查发生部位是在头、体、尾的哪个部位。③检查肿瘤自身的性状，即边界清楚、不清楚。④边缘规整、不规整。⑤形状为类圆形还是形状不规整。⑥内部均一还是不均一，是否有囊肿或钙化。⑦血运是否丰富。⑧胰管形状与肿瘤的关系等。

【单发】

	频率高的病变	频率低的病变
良性	神经内分泌肿瘤 neuroendocrine tumor（NET） 慢性胰腺炎（肿瘤形成型）chronic pancreatitis（tumor-forming type） 自身免疫性胰腺炎 autoimmune pancreatitis（AIP） 副脾 accessory spleen	实性假乳头状肿瘤 solid-pseudopapillary neoplasm（SPN） 浆液性囊性肿瘤 serous cystic neoplasm（solid variant） Castleman 病 Castleman's disease GIST gastrointestinal stromal tumor 副神经节瘤 paraganglioma 胰腺脓肿 pancreatic abscess 局限性脂肪沉积 lipomatosis 错构瘤 hamartoma
恶性	胰腺癌 pancreas carcinoma	腺泡细胞癌 acinar cell carcinoma 神经内分泌细胞癌 neuroendocrine carcinoma 未分化癌 undifferentiated carcinoma 胰管间变癌 anaplastic carcinoma 恶性淋巴瘤 malignant lymphoma 转移性肿瘤 secondary tumor

【多发】

胰腺癌 pancreas carcinoma
神经内分泌肿瘤 neuroendocrine neoplasm
胰腺癌和胰管内乳头状黏液性肿瘤 pancreas carcinoma and intraductal papillary-mucinous neoplasm（IPMN）
胰腺癌和神经内分泌肿瘤 pancreas carcinoma and neuroendocrine neoplasm
浆液性囊性肿瘤 serous cystic neoplasm
胰管内乳头状黏液性肿瘤和浆液性囊性肿瘤 intraductal papillary-mucinous neoplasm（IPMN）and serous cystic neoplasm
转移性肿瘤 secondary tumor
慢性胰腺炎（肿瘤形成型）chronic pancreatitis（tumor-forming type）

◆ 囊性病变

与实性病变一样，需关注：①单发还是多发。②发生部位在哪儿。③囊肿自身的性状，即边缘规整还是不规整。④整体形状为类圆形还是形状不规整。⑤囊壁性状（有无增厚或结节）。⑥囊肿内部及内容物性状。⑦胰管改变及与主胰管间有无交通。

【单发】

	频率高的病变	频率低的病变
良性	胰管内乳头状黏液性肿瘤 intraductal papillary-mucinous neoplasm（IPMN） 黏液性囊性肿瘤（腺瘤）mucinous cystic neoplasm（MCN） 浆液性囊性肿瘤 serous cystic neoplasm 假性囊肿 pseudocyst 单纯囊肿 simple cyst	实性假乳头状肿瘤 solid-pseudopapillary neoplasm（SPN） 上皮样囊肿 epidermoid cyst 神经内分泌肿瘤的囊性变性 neuroendocrine tumor with cystic degeneration 畸胎瘤 teratoma 胰腺脓肿 pancreatic abscess 动脉瘤 aneurysm 脾囊肿 splenic cyst
恶性	胰管内乳头状黏液性肿瘤（腺癌）intraductal papillary-mucinous neoplasm（IPMN） 黏液性囊性肿瘤（腺癌）: mucinous cystic neoplasm（MCN）	胰管间变癌 anaplastic carcinoma 转移性肿瘤 secondary tumor

【多发】

胰管内乳头状黏液性肿瘤 intraductal papillary-mucinous neoplasm（IPMN）
Con Hippel-Lindau 病 von Hippel-Lindau`s disease
浆液性囊性肿瘤 serous cystic neoplasm

◆ 实性囊性混合

　　对于实性囊性混合存在的肿瘤，首先检查实性部分和囊性部分的关系。要注意是实性肿瘤内有囊肿，还是在囊性病变的一部分存在实性部分。如果能够做出判断，则可根据前述的实性病变和囊性病变的诊断要点进行鉴别诊断。

【单发】

	频率高的病变	频率低的病变
良性	胰管内乳头状黏液性肿瘤 intraductal papillary-mucinous neoplasm（IPMN） 浆液性囊性肿瘤 serous cystic neoplasm 神经内分泌肿瘤的囊性变性 neuroendocrine tumor with cystic degeneration	胰管内乳头状黏液性肿瘤与炎性肿瘤 intraductal papillary-mucinous neoplasm（IPMN）and inflammatory mass 上皮样囊肿 epidermoid cyst 淋巴上皮囊肿 lymphoepithelial cyst
恶性	胰腺癌 pancreas carcinoma 胰管内乳头状黏液性肿瘤（腺癌）intraductal papillary-mucinous neoplasm（IPMN）	胰腺癌和潴留囊肿 pancreas carcinoma and retention cyst

影像学检查的选择

　　对于胰腺病变的检查首选 US，但有时很难显示出整个胰腺。其次行 CT 检查，包括平扫 CT 及增强 CT 的联合使用。含 MRCP 在内的 MRI 检查也有意义。具体诊断需要通过 EUS 或 ERCP。

缩略语表

ENPD endoscopic naso-pancreatic drainage 内镜下鼻胰管引流术

FNA fine needle aspiration 细针穿刺

IDUS intraductal ultrasonograpy 导管内超声检查

PanIN pancreatic intraepithelial neoplasia 胰腺上皮内瘤变

POPS peroral pancreatoscopy 经口胰管镜

SPACE serial pancreatic juice-aspiration cytologic examination 胰液连续抽吸细胞学活检

实性 边缘（轮廓）规整 　　　　　　　　　　　　　**80多岁，女性**

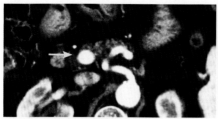
动脉期

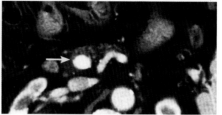
门脉期

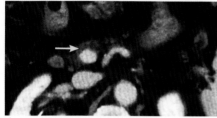
平衡期

CT
胰头部有动脉期均匀强化、边界清楚的高密
度区。胰腺实质有脂肪浸润。

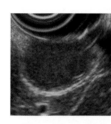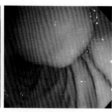

EUS
胰头部包膜边界清楚、内部均匀低回声的
肿瘤。
为十二指肠腔内黏膜下肿瘤样病变。

专栏 胰腺神经内分泌肿瘤

疾病概念 　胰腺神经内分泌肿瘤（neuroendocrine tumor of the pancreas）
是向神经内分泌系细胞分化的较罕见肿瘤，有报道称在尸检中的发生率为
0.5%～1.5%。表现有激素过度分泌相关症状的称为症状性（功能性），没有这种表
现的称为非症状性（非功能性）。对于功能性肿瘤，绝不是仅产生一种激素。作为发
生率高的肿瘤，包括胰岛素瘤、胃泌素瘤、胰高血糖素瘤、VIPoma（血管活性肠肽
瘤）、生长抑素瘤。

临床表现 　属于常染色体显性遗传，除了合并下垂体肿瘤、甲状旁腺功能亢进、胰
腺神经内分泌肿瘤（多为胃泌素瘤）的 multiple endocrine neoplasia（MEN）1型，
70%～90%为单发性。肿瘤可发生于胰腺内任何部位，向胰腺内外生长。大小多为
2～3cm，也有10cm以上的罕见病例。

诊断 　通过特异症状和过度分泌激素测定以及影像学检查进行诊断。激素测定方
法除了采末梢血以外，还包括以肿瘤定位为目的的选择性动脉内注射钙或促胰液素，
以及从肝右静脉进行的激素浓度测定即选择性动脉内刺激性药物注射试验（SASI
Test）。影像学检查包括采用MDCT、EUS、PET-CT等作为多血性肿瘤的特定检
查。虽然少见，但也有向胰管内生长的病例。近年来，生长抑素受体闪烁成像（SRS）
也被纳入日本医保，可用于肿瘤的定位、转移诊断。

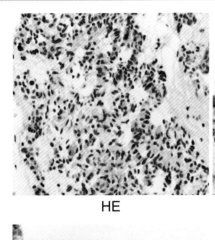

HE

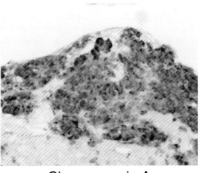

Chromogranin A

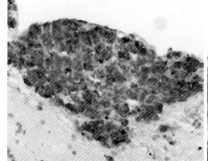

Synaptophysin

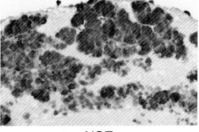

NSE

病理

组织学所见：细胞呈巢状分布，神经内分泌标志物及神经肿瘤标志物阳性。为神经内分泌肿瘤（NET）。

NET

病理 一般为有纤维性包膜且边界较清楚的实性肿瘤，呈膨胀性生长，也存在与周围胰腺组织边界不清或引起囊性改变的情况。病理学上，典型病例呈与毛细血管相连的小梁状、带状和铺路石状等器官样结构。在 2017 年的 WHO 病理学分型中，分为高分化型和低分化型，进一步根据 Ki-67 指数和核分裂像进行细分（表）。低分化型呈与非小细胞癌类似的病理学所见。

表　胰腺神经内分泌肿瘤 WHO 分型（2017）

特征	分型 / 分级	Ki-67 指数	核分裂像数
高分化型	PanNET G1 PanNET G2 PanNET G3	< 3% 3% ~ 20% > 20%	< 2 2 ~ 20 > 20
低分化型	PanNEC G3 小、大细胞型	> 20%	> 20

治疗 手术切除是对神经内分泌肿瘤最有效的治疗方法，也是有望根治的唯一治疗。对于有其他脏器转移的病例，有时也可通过姑息手术以期缓解功能性症状或延长预后。另一方面，对于有多个其他脏器转移或重度浸润癌的病例可采用药物治疗。以缓解症状或抗肿瘤为目的，可给予生长抑素类似物、依维莫司、舒尼替尼以及细胞杀伤药物链脲霉素。对于神经内分泌癌（NEC）的治疗，可基于肺小细胞癌采用顺铂和依托泊苷联合化疗，或顺铂和伊立替康联合化疗。

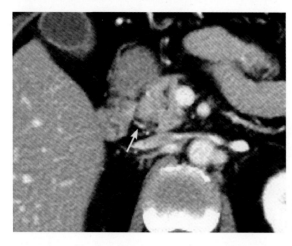

CT（动脉期）

胰头部可见动脉期强化的 10mm 大
小的肿瘤（→）。

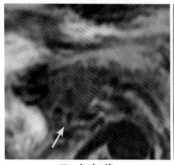　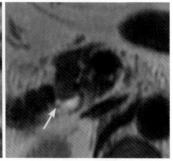

T1 加权像　　　　　　　　T2 加权像

MRI

胰头部肿瘤 T1 加权像为低信号，T2 加权像为高信号（→）。

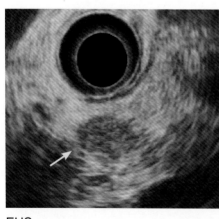　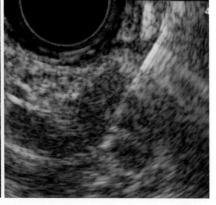

EUS

胰头部肿瘤显示为椭圆形、边界清楚、内部均一低回声的肿瘤（→）。

行 EUS-FNA 诊断为神经内分泌肿瘤。

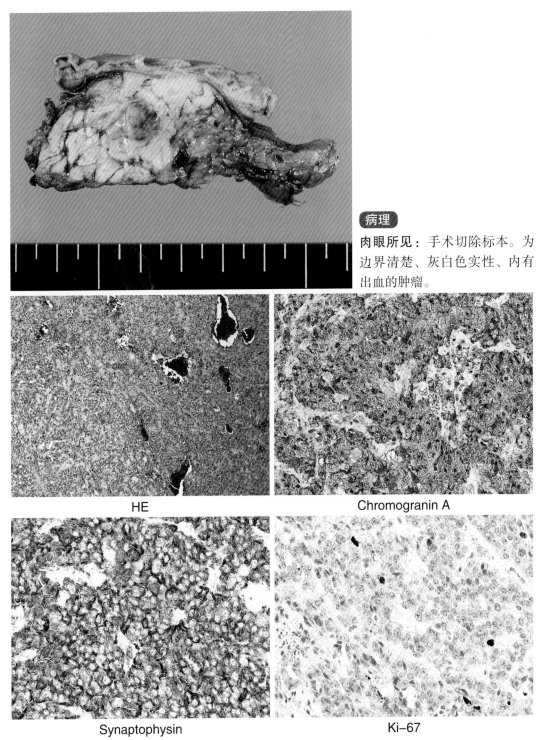

病理

肉眼所见：手术切除标本。为边界清楚、灰白色实性、内有出血的肿瘤。

HE

Chromogranin A

Synaptophysin

Ki-67

组织学所见：小类圆形核的肿瘤细胞伴间质形成实性细胞巢。

Chromogranin A 阳性，Synaptophysin 阳性，Ki-67 指数＜ 1%，为神经内分泌瘤（NET G1）。

NET

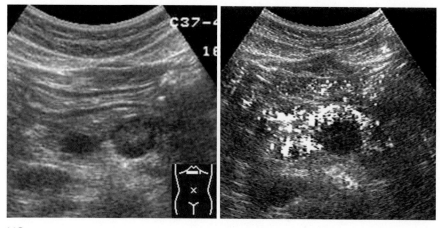

US

胰体部可见直径 20mm 大小的类圆形、轮廓规整的低回声肿瘤，内有高回声区（左）。US 造影（右）肿瘤不强化。

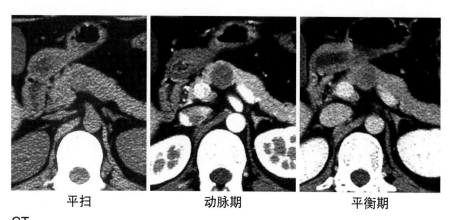

平扫　　　　　　动脉期　　　　　　平衡期

CT

胰体部肿瘤呈逐渐增强的轻度强化。尾侧胰管未见扩张。

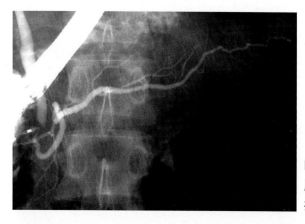

ERCP

胰体部主胰管受压，尾侧胰管无扩张。

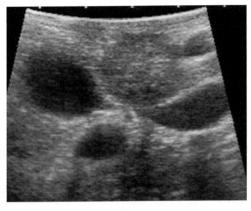

术中 US
胰体部病变轮廓规整，为中心部
有稍高回声区的低回声肿瘤。

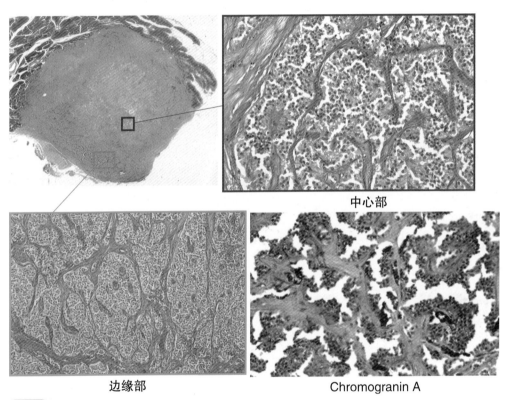

中心部

边缘部

Chromogranin A

病理

放大像： 肿瘤表面规整，富含中心区域结构疏松的细胞。

组织学所见： 肿瘤细胞边缘呈小梁状，中心部有带状结构。Chromogranin A 阳性，为神经内分泌瘤（NET）。

NET

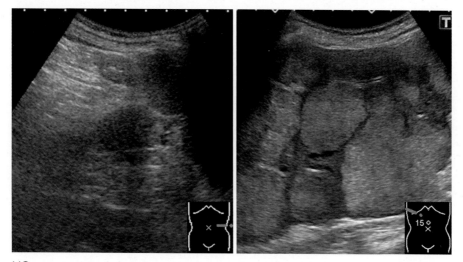

US

胰尾部有轮廓规整、直径 30mm 的类圆形低回声肿瘤。肝内多发高回声肿瘤。

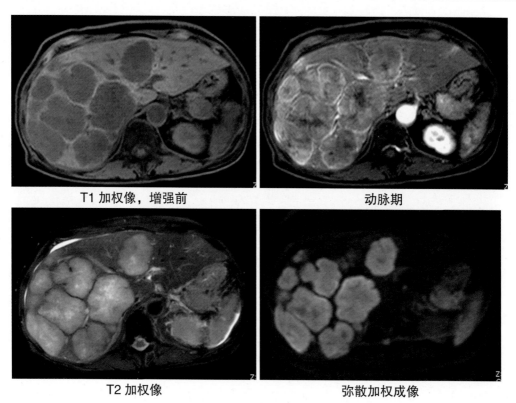

MRI

T1 加权像胰尾部肿瘤呈轻度低信号，多发性肝肿瘤呈低信号。动脉期胰尾部肿瘤显像不佳，多发性肝肿瘤呈不均匀强化。弥散加权成像中，胰尾部和肝肿瘤的弥散功能低下。

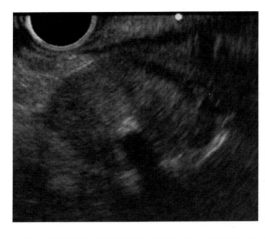

EUS
胰尾部的低回声肿瘤轮廓规整，为类圆形，中心部有钙化。
对胰腺肿瘤行 EUS–FNA，对肝肿瘤行经皮肝活检。

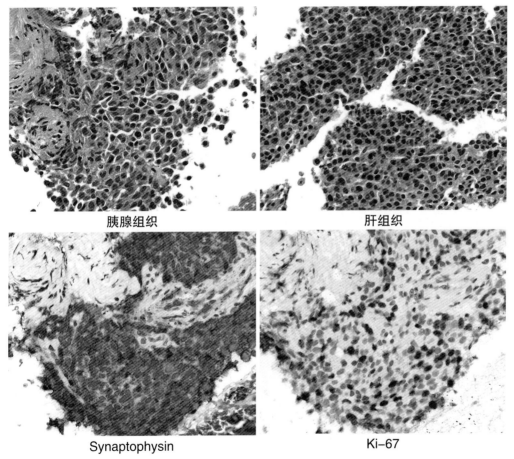

| 胰腺组织 | 肝组织 |

| Synaptophysin | Ki-67 |

病理

组织学表现： 胰腺、肝组织均呈铺路石样类器官结构增生。核分裂像多（46 个 /10HPF）。异型细胞的嗜铬素 A、Synaptophysin、CAM5.2、CD56 阳性，Ki-67 指数 60%，为神经内分泌癌（NEC）肝转移。

伴肝转移的 NEC

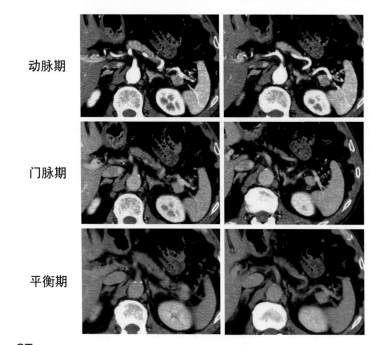

动脉期

门脉期

平衡期

CT

胰尾部可见边界清楚的 10mm 大小的肿瘤性病变，缺乏血供，平衡期与周围同程度强化。

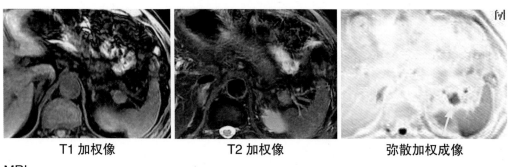

T1 加权像　　　　　　T2 加权像　　　　　弥散加权成像

MRI

肿瘤在 T1 加权像及 T2 加权像呈稍高信号，弥散加权成像可见弥散低下（──►）。

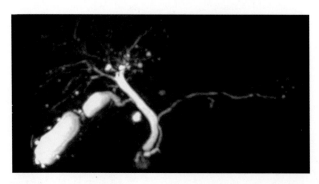

MRCP

主胰管的内径不同，但未见扩张。

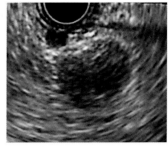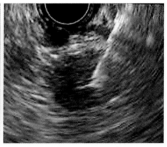

EUS
胰尾部 12mm 大小、边界清楚的类圆形低回声肿瘤，行 EUS–FNA。

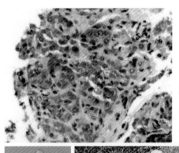

病理

EUS–FNA 组织学表现
未见明确的异型细胞。

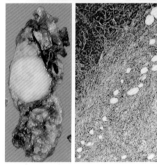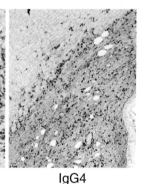

HE　　　　HE（高倍放大）　　　　IgG4

切除标本肿瘤部位的 HE 染色，可见重度纤维化和浆细胞浸润。同部位 IgG4 阳性。

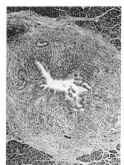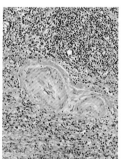

主胰管周围浆细胞及淋巴细胞重度浸润，主胰管上皮保留正常。
重度纤维化部位可见伴动脉走行的闭塞性静脉炎表现。为 1 型 AIP（自身免疫性胰腺炎）。

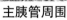

主胰管周围　　　闭塞性静脉炎

1 型 AIP（自身免疫性胰腺炎）

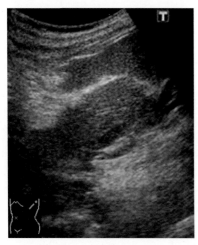

US
胰管不显影的胰尾肿大，轮廓规整，内部呈轻度低回声。

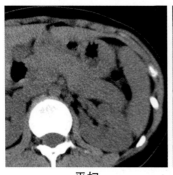 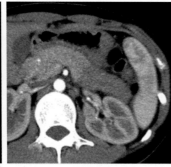 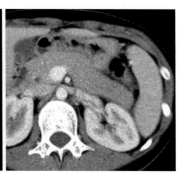

平扫　　　　　　　　　　动脉期　　　　　　　　　　平衡期

CT
胰尾部逐渐强化。

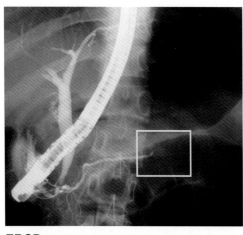 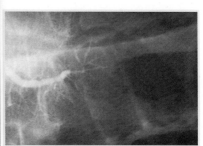

ERCP
胰尾部主胰管呈局限性狭窄变细。

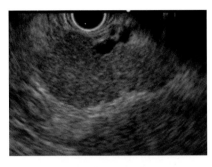

EUS

胰尾部局限性肿大，胰腺内回声均匀。

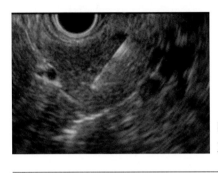

EUS-FNA

对胰尾部的肿瘤性病变，实施 EUS-FNA。

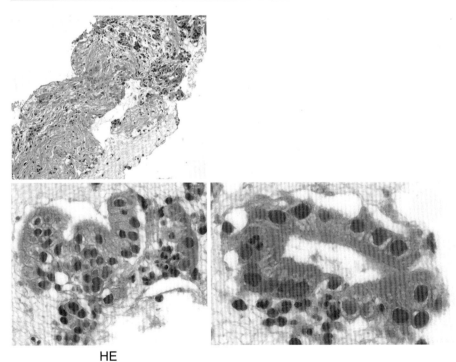

HE

（病理）

有重度纤维化和细胞浸润，小叶间胰管上皮及其周围有中性粒细胞浸润，属于 2 型 AIP（自身免疫性胰腺炎）。

2 型 AIP（自身免疫性胰腺炎）

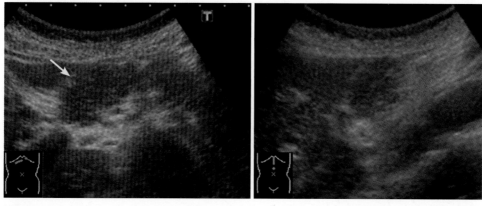

US

胰体部直径 23mm、边界不清的低回声肿瘤。

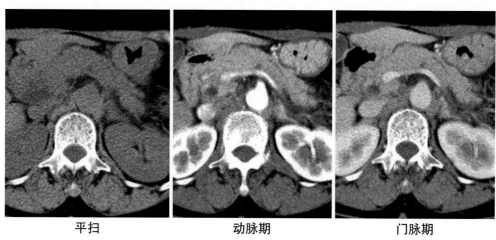

平扫　　　　　　　动脉期　　　　　　　门脉期

CT

胰体部肿瘤与周围胰腺呈同等程度强化。尾侧胰管轻度扩张。

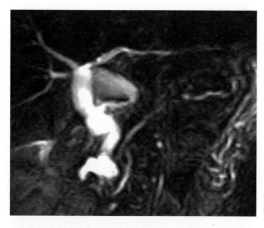

MRCP

胰管不全，胰体部可见平缓的局限
性狭窄。尾侧胰管轻度扩张。

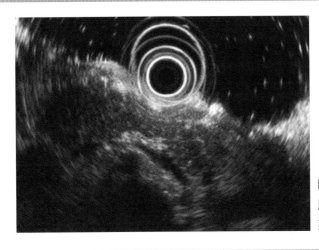

EUS

胰体部的低回声肿瘤边界不清，内有小梁状回声，也见于尾侧胰腺。

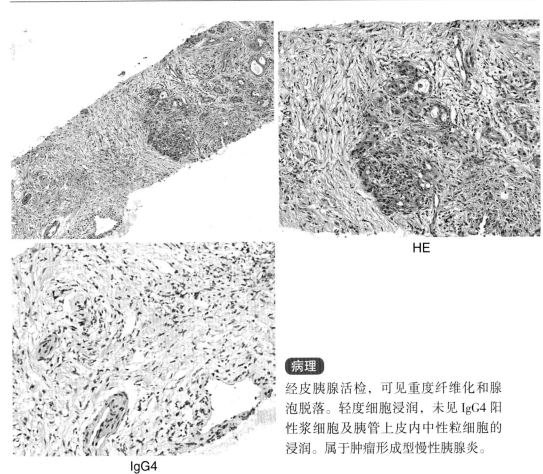

HE

IgG4

病理

经皮胰腺活检，可见重度纤维化和腺泡脱落。轻度细胞浸润，未见 IgG4 阳性浆细胞及胰管上皮内中性粒细胞的浸润。属于肿瘤形成型慢性胰腺炎。

慢性胰腺炎（肿瘤形成型）

实性 边缘（轮廓）规整   **40多岁，女性**

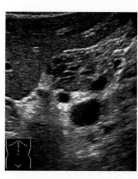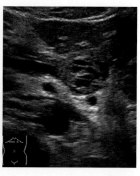

US

胰体部直径 20mm、轮廓规整、内伴无回声区的低回声肿瘤。

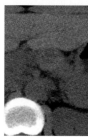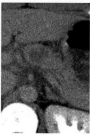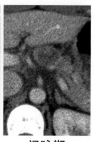

平扫   平衡期   门脉期

CT

肿瘤边缘逐渐强化，中心部不强化。

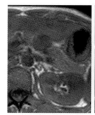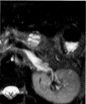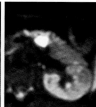

T1 加权像   T2 加权像   弥散加权成像

MRI

T1 加权像肿瘤为低信号，T2 加权像为高信号，可见分隔结构。弥散加权成像为高信号。

专栏 胰腺间变癌

疾病概念·病理 胰腺间变癌（anaplastic carcinoma of the pancreas）是浸润性胰管癌的一个亚型，是一种罕见癌瘤，与未分化型癌（undifferentiated carcinoma）属于同义词。细胞分化不清，多数部分有胰管癌成分，根据肿瘤细胞的形态不同，分为多形细胞型、梭形细胞型、伴非肿瘤性破骨细胞样巨细胞型。梭形肿瘤细胞等肉瘤样肿瘤细胞中 Cytokeratin 和 EMA 等上皮标志物阳性，破骨细胞样巨细胞型中 CD68 阳性，Cytokeratin 阴性。肿瘤向周围浸润趋势显著，常伴坏死、出血，也可见囊泡化。

临床表现 男性约为女性的 2 倍，平均年龄 64 岁。多因肿瘤增大而被发现，平均直径约 7cm。临床症状与通常胰管癌一样，无特异症状，有腹痛、背部痛、体重下降、食

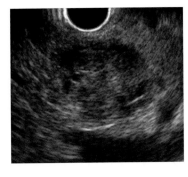

EUS
轮廓规整、边界清楚的低回声肿瘤，
内伴无回声区。

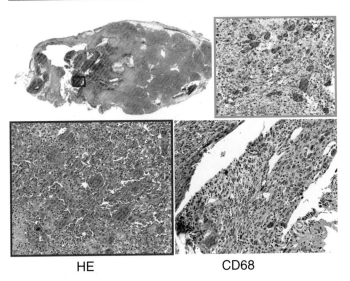

HE   CD68

〔病理〕

组织学表现：肿瘤内广泛出血，边缘部分呈白色。可见未分化的肿瘤部分、有腺管结构的肿瘤部分和巨细胞，CD68、Vimentin、β-Catenin（胞浆阳性）、α_1Antitrypsin 阳性，属于破骨细胞样巨细胞型胰腺间变癌。

胰腺间变癌

欲不振、黄疸、腹部肿瘤等表现，黄疸病例较通常的胰管癌少。多有因肿瘤内部出血、坏死等出现炎症性改变，或因肿瘤细胞产生 G-CSF 而合并白细胞增多或发热。

〔诊断〕　本病无特征性影像学改变，肿瘤直径小时，显示为较均匀强化的肿瘤。伴随肿瘤的急速增生，内部容易出现坏死，因肿瘤边缘血流保留完好，CT 增强可见肿瘤边缘部强化，中心部不均匀，呈囊性变性。MRI 的 T1 加权像为低信号，T2 加权像为高信号，如果是大的肿瘤，内部呈明显高信号。

〔治疗〕　原则上采用外科手术切除，但由于多数病例在确诊的时候已经严重进展，需要合并其他脏器切除。此外，作为转移方式，术后早期肝转移最多见，中位生存期为 5.5 个月，预后不良。

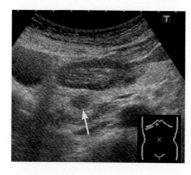

US
胰头部直径 10mm 的低回声肿瘤
（━━▶）。

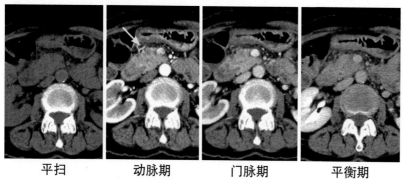

平扫　　　动脉期　　　门脉期　　　平衡期

CT
肿瘤从门脉期到平衡期强化减弱。

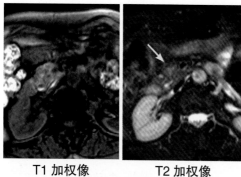

T1 加权像　　　　T2 加权像

MRI
T1 加权像为稍高信号，T2 加权像
为高信号。

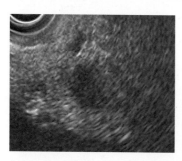

EUS
轮廓轻度不规整的低回声肿瘤，
内部回声基本均匀。

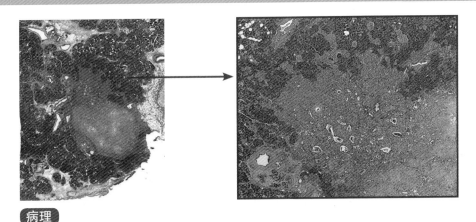

病理

放大像：可见有薄包膜的肿瘤性病变，有细胞密集部位和稀疏部位。一部分有包膜。

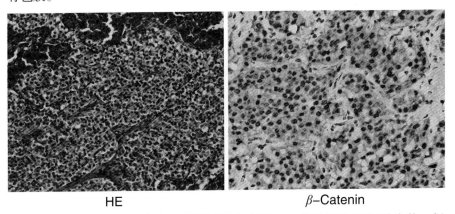

HE   β–Catenin

组织学表现：肿瘤细胞为有小类圆形核的细胞，一部分增生呈假乳头状。根据 β–Catenin 在细胞核和细胞浆内呈阳性，诊断为实性假乳头状肿瘤（SPN）。

SPN

专栏　**实性假乳头状肿瘤**

　　好发于年轻女性，预后较好，也有肝转移或局部复发，但较罕见，基本上属于有潜在恶性的疾病。报道称占胰腺肿瘤整体的 0.17% ~ 2.7%。是被覆纤维性包膜、坏死倾向强的实性肿瘤，肿瘤内常有出血、变性、坏死。在出血、坏死部位可见以细血管间质为中心的假乳头状结构。在 US、CT、MRI 上高频率可见反映肿瘤内部出血的表现。肿瘤直径在 1cm 以内时，包膜形成、内部出血不明显，在影像学上与神经内分泌肿瘤鉴别困难。肿瘤直径在数厘米以上时，多可见包膜形成、内部出血及钙化等。MRI 的 T1 加权像中有反映出血的高信号，T2 加权像中常有低~高信号的混合存在。近年来，EUS–FNA 对诊断有意义的报道增加。在病理组织学上，除了假乳头状结构以外，有胆固醇肉芽肿形成、含铁血黄素沉积、泡沫状巨噬细胞聚集等特征性所见，免疫染色 Vimentin、CD10、核内 β–Catenin 阳性。治疗上首选外科手术切除。

实性　边缘（轮廓）规整　　　　　　　　　　　　　　**60 多岁，男性**

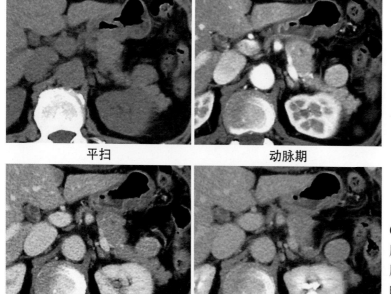

平扫　　　　　　　　　动脉期

门脉期　　　　　　　　平衡期

CT
胰尾部边界清楚的类圆形肿瘤。动脉期较胰腺实质略强的强化，门脉期、平衡期延迟强化。

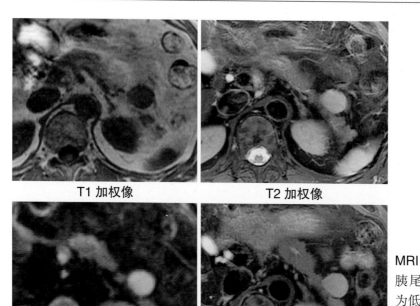

T1 加权像　　　　　　　T2 加权像

弥散加权成像　　　　　　SPIO MRI 造影

MRI
胰尾部肿瘤的 T1 加权像为低信号，T2 加权像为高信号，弥散加权成像呈高信号。SPIO MRI 造影未见信号低下。

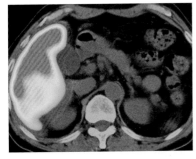

⁹⁹ᵐTc- 氯化锡胶体闪烁图
肝脏、脾脏有氯化锡胶体吸收，未见胰
尾部肿瘤。

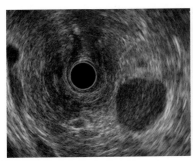 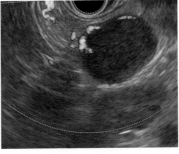

EUS
胰尾部肿瘤为内部均匀低
回声的肿瘤，彩色多普勒
可见丰富的血流信号。

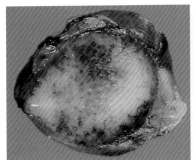

肉眼像   HE（×40）

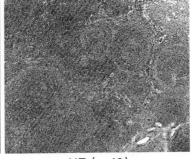

HE（×100）   HE（×200）

病理

肿瘤被纤维包膜包绕，从
皮质到髓质形成淋巴滤
泡。生发中心发育恶化，
套层的同心圆状排列显
著。套层周围壁玻璃化的
血管显著增生，可见同样
的血管进入生发中心。为
Castleman 病（透明血管
型，hyaline vascular type）。

Castleman 病（hyaline vascular type）

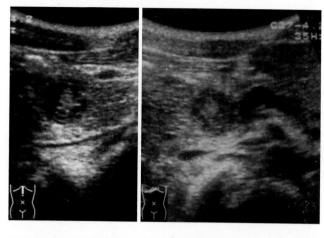

US

胰头部可见类圆形、轮廓规整、伴内部淡高回声区的低回声肿瘤，尾侧胰管扩张。

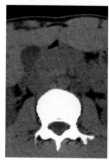 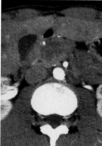 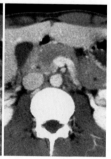

平扫　　　　动脉期　　　　门脉期

CT

胰头部肿瘤延迟强化。

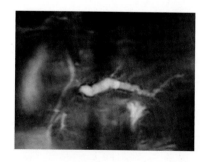 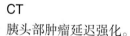

MRCP

胰头部主胰管重度狭窄，尾侧胰管显著扩张。狭窄胰管无偏位走行，分支胰管部分显影。

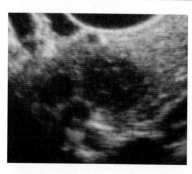

EUS

轮廓规整、边界清楚的低回声肿瘤，内伴高回声点。

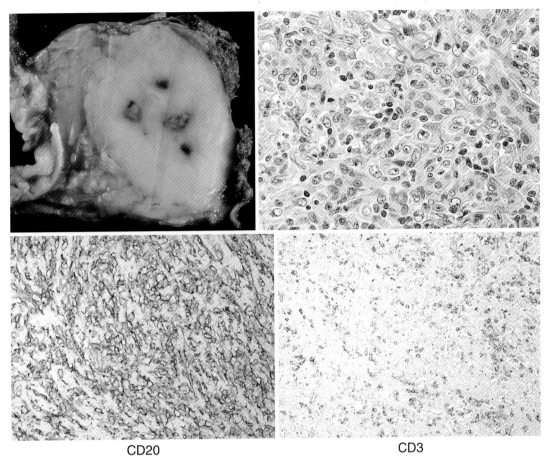

CD20   CD3

病理

切除标本的切面图和组织学表现：为边界较清楚的象牙色均质肿瘤。异型淋巴细胞弥漫性增生，CD20 和 CD3 呈弥漫性阳性，为弥漫性大 B 细胞型恶性淋巴瘤。

胰腺恶性淋巴瘤

专栏 **恶性淋巴瘤**

　　原发于淋巴结以外脏器的恶性淋巴瘤被称为结外淋巴瘤，在腹部常见于消化道，尤其是胃，发生于胰腺的很少，为 0.6% ~2.2%。US 下为低回声肿瘤，CT 增强多表现为轻中度强化的均匀实性肿瘤。在 MRI 的 T2 加权像中从低信号到高信号，没有一定的倾向性。67Ga 闪烁图中可见肿瘤强浓聚。ERP（内镜下逆行胰管造影）表现为平滑的主胰管狭窄，尾侧胰管扩张程度为轻度。组织类型上，60% 为 B 细胞型淋巴瘤，其中约半数为弥漫性大 B 细胞（diffuse large B cell）型，T 细胞淋巴瘤非常罕见。如果确定了组织学诊断，治疗方法主要选择化疗。

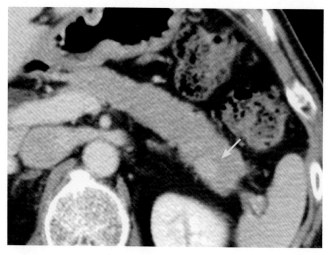

CT（门脉期）
胰尾部 10mm 大小、与脾脏呈同
等程度强化的类圆形肿瘤。

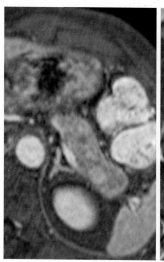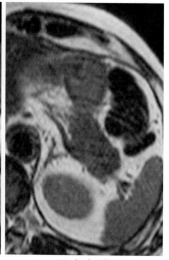

T1 加权像　　　　　　T2 加权像

MRI
肿瘤与脾脏呈同等信号强度。

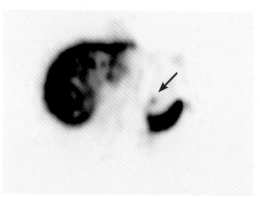

^{99m}**Tc– 氯化锡胶体闪烁图**
与胰尾部结节部位一致的浓聚。

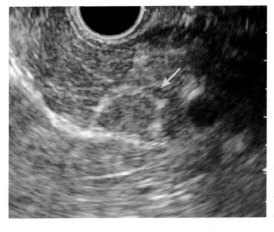

EUS

胰尾部 10mm 大小、边界清楚的类圆形肿瘤。回声较周围胰腺实质略低。

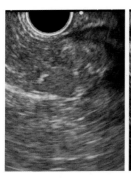 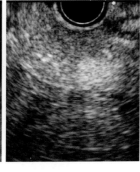

EUS 造影

行 Sonazoid 造影，表现为与周围胰腺实质同时强化，均匀强化。

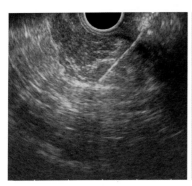 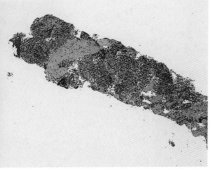

EUS–FNA

小 ~ 中型淋巴细胞为主体的炎症细胞浸润，同时可见含大量红细胞的密集脉管结构，为胰腺内副脾。

胰腺内副脾

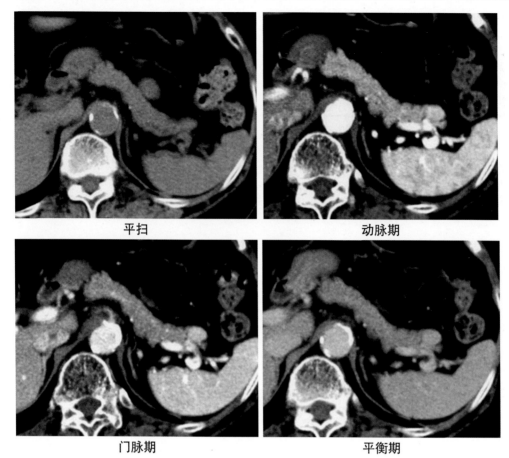

平扫　　　　　　　　　　动脉期

门脉期　　　　　　　　　平衡期

CT

胰尾部可见强化的类圆形肿瘤性病变。

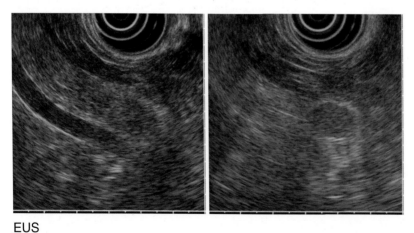

EUS

胰尾部的胰腺实质内 15mm 大小、边界较清楚、内部略不均匀的类圆形肿瘤性病变。实施 EUS–FNA。

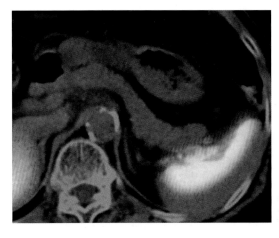

SPECT-CT
可疑副脾，但无明确浓聚。

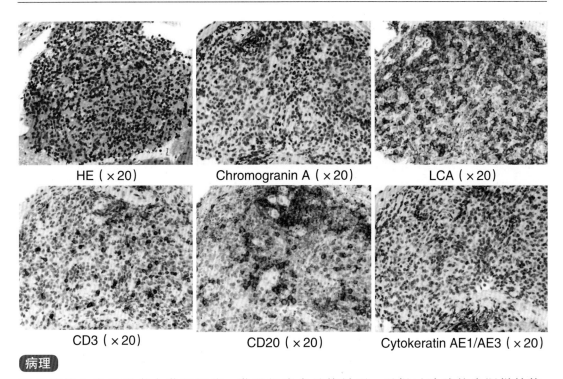

HE（×20）　　Chromogranin A（×20）　　LCA（×20）

CD3（×20）　　CD20（×20）　　Cytokeratin AE1/AE3（×20）

病理

混有胰管上皮及很多小淋巴细胞。淋巴细胞未见核异型，无提示脾脏的岩洞样结构。Chromogranin A 阴性，LCA 阳性，CD3、CD20 阳性，Cytokeratin AE1/AE3 阴性，为胰腺内淋巴瘤。

胰腺内淋巴瘤

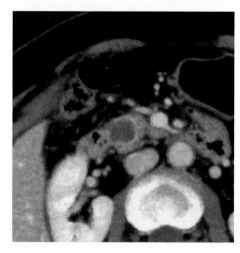

CT（门脉期）
胰头部 20mm 大小的乏血供肿瘤。

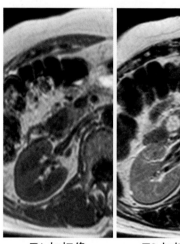

T1 加权像　　　　T2 加权像

MRI
胰头部 20mm 大小的肿瘤，T1 加权像
略呈低信号，T2 加权像略呈高信号。

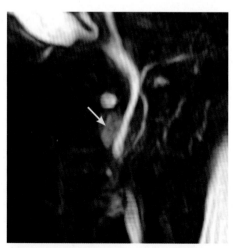

MRCP
胰头部肿瘤呈类圆形的稍高信号区
（→）。

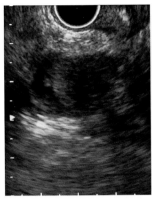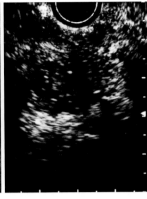

EUS

胰头部边界较清、内部略不均匀的低回声肿瘤（左）。

微泡（Sonazoid）造影可见肿瘤内的淡斑驳杂影（右）。

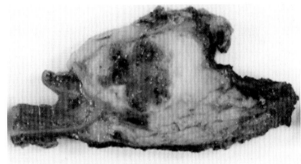

病理

肉眼所见：胰头部 20mm 大小、伴中心出血的结节状病变。

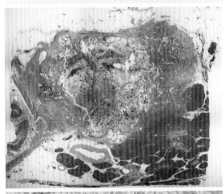

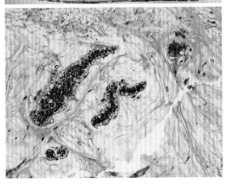

组织学所见：结节状病变，因产生大量细胞外液易见的黏液湖，肿瘤腺管增生呈管状、乳头状结构，诊断为管状腺癌来源的胰腺黏液癌。

胰腺黏液癌

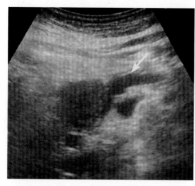

US
胰头部轮廓不规整的低回声肿瘤，主胰管截断，尾侧胰管扩张（→）。

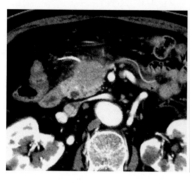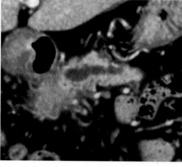

CT（动脉期）
胰头部肿瘤轻度强化，体部～尾部可见主胰管扩张。胰腺周围的胆管、动脉、门脉未见明确浸润。

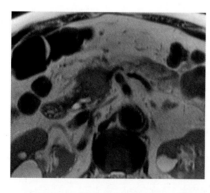

MRI（T2加权像）
胰头部肿瘤的T2加权像显示为稍高信号。

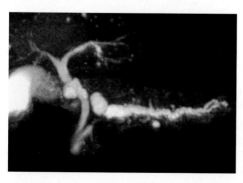

MRCP
胰头部主胰管截断，体部～尾部主胰管呈串珠状扩张。

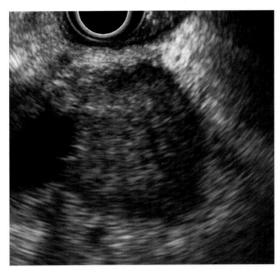

EUS
胰头部轮廓不规整的低回声肿瘤。

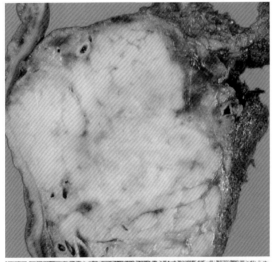

病理

肉眼所见：肿瘤切面呈白色实性，轮廓不规整。

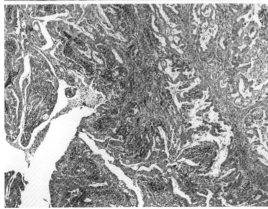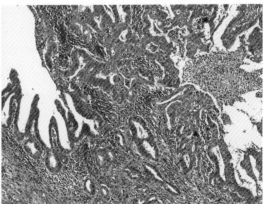

组织学表现：高分化型腺癌。向周围呈浸润性生长。

胰腺癌

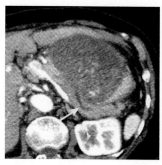
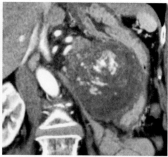

CT（动脉期）

胰体部边界不清的肿瘤性病变。海绵状血管显著强化，伴部分出血，尾侧胰管扩张（——➤）。

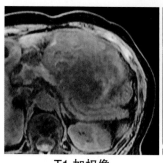
T1 加权像

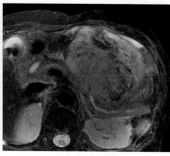
T2 加权像

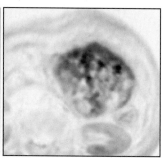
弥散加权成像

MRI

胰体部边界不清的肿瘤性病变。内部的 T1 加权像呈低信号伴部分高信号，T2 加权像呈高信号伴部分低信号的马赛克状结构。弥散加权成像呈部分弥散功能低下。

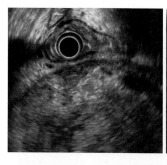
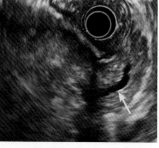

EUS

胰体部有包膜、边界清楚的圆形肿瘤性病变。

内有马赛克状乳头状结构。肿瘤与胰体部的边界不清，伴尾侧胰管扩张（——➤）。

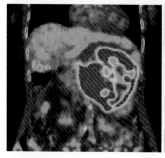
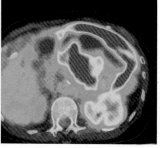

PET–CT

胰体部肿瘤，内部有浓聚。可见以肿瘤边缘为主体的高代谢浓聚。

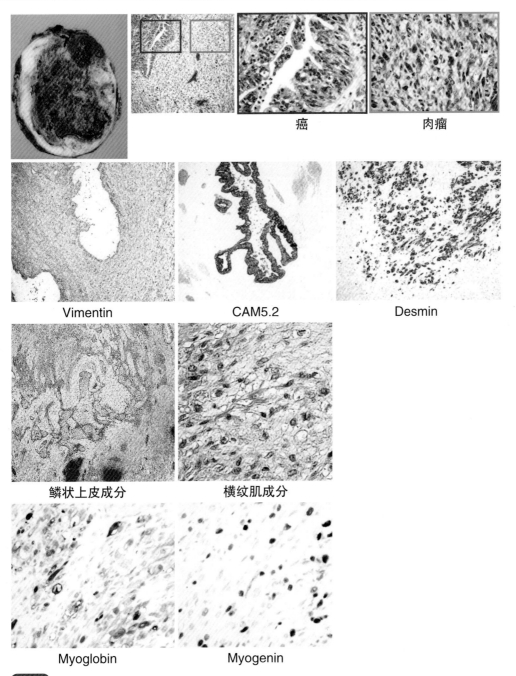

癌　　　　　　肉瘤

Vimentin　　　　　　CAM5.2　　　　　　Desmin

鳞状上皮成分　　　　横纹肌成分

Myoglobin　　　　　　Myogenin

病理

由梭形细胞交错增生构成的伴间质的柱形肿瘤细胞，呈乳头状～管状结构（papillo-tubular structure）增生像，间质内可见核异型或核分裂像。

免疫染色角蛋白的 CAM5.2 强阳性，为腺细胞来源的肿瘤细胞，间质未染色。相反，Vimentin 强阳性，为间叶系来源的肿瘤细胞。Desmin 阳性，考虑为肌源性肿瘤细胞。Myoglobin、Myogenin 部分阳性。部分可见鳞状上皮细胞。为胰腺间变癌。

胰腺间变癌

实性　边缘（轮廓）不规整　　　　　　　　　　　　　　　**70 多岁，男性**

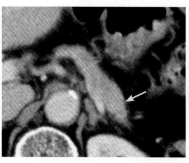 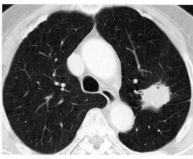

CT（门脉期，左）/ 胸部 CT（右）
胰尾部有边界不清的低密度区（——►）。
左肺野可见伴淋巴结肿大、肺动脉浸润的不规整结节影。诊断为肺腺癌。

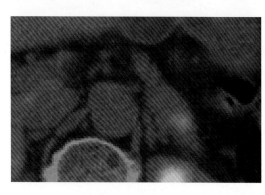

FDG-PET-CT
胰尾部异常浓聚。

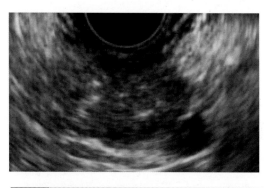

EUS
胰尾部边缘略不规整、内部低回声的肿瘤。

专栏　胰腺肿瘤性病变的 FDG-PET

　　FDG-PET 于 2002 年纳入保险（日本）而逐渐被普及。胰腺肿瘤性病变的 FDG-PET 的临床意义是良恶性鉴别、病期诊断、预后预测、疗效判定、复发诊断等。目前保险只适用于恶性肿瘤。

　　一般对于胰腺癌原发灶，采用与 CT 相结合的 PET-CT 来进行诊断，最初报道显示，PET-CT 不逊色于 US、EUS 或 ERCP，但因为在炎症明显的肿瘤形成型胰腺炎中 FDG 浓聚（SUVmax）增强，而在含大量纤维成分的胰腺癌中 FDG 浓聚降低，所以仅通过 PET-CT 很难进行两者之间的鉴别。另一方面，PET-CT 对于小淋巴结转移的诊断困难，而对于远处转移和复发的诊断有意义，尤其是对于复发诊断的阳性命中率达 90% 以上。因此，利用肿瘤标志物或与其他影像学检查相结合来决定

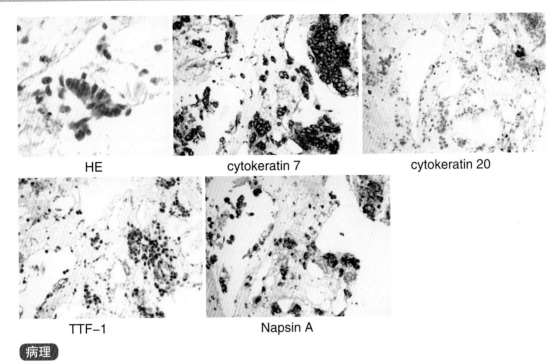

HE   cytokeratin 7   cytokeratin 20

TTF-1   Napsin A

病理

EUS–FNA 的组织学所见，cytokeratin 7、TTF-1、Napsin A 阳性。
cytokeratin 20 阴性，为肺腺癌的胰腺转移。

转移性胰腺癌（肺腺癌）

治疗方案是非常重要的。

对于胰管内乳头状黏液性肿瘤（IPMN）的随诊观察，如果实性部分逐
渐增大、FDG 浓聚亢进，则强烈提示恶性，但在腺瘤和癌的病例中存在不少
SUVmax 值的重叠，很难正确进行良恶性的鉴别诊断。对于胰腺神经内分泌肿
瘤（NEN），SUVmax 值与病理组织学的恶性度背离，有必要通过 WHO 分型、
肿瘤直径、有无转移病灶及肿瘤的功能性等进行综合评价。

胰腺实性假乳头状肿瘤（SPN）、肿瘤细胞密度增高、线粒体或肿瘤血运丰
富为 FDG 浓聚增强的原因。SPN 的 SUVmax 值为 3.5 ~ 18.3，与胰腺癌或
NEN 表现同样的增强，因此与这些疾病鉴别困难。

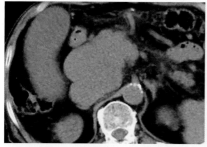

平扫　　　　　　　　　　动脉期

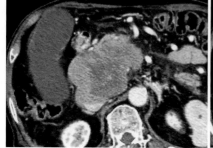

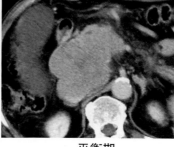

门脉期　　　　　　　　　平衡期

CT

胰头部 100mm 大小、边界清楚的实性病变，呈马赛克状强化。门脉、肠系膜上动脉和下腔静脉被包绕，胆囊肿大。

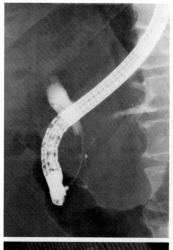

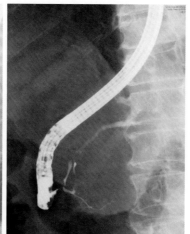

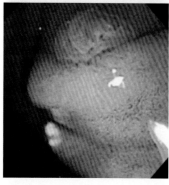

ERCP

胆管造影显示下段胆管急骤狭窄，胰管造影显示胰头部主胰管狭窄及体尾部主胰管的胰管扩张。十二指肠乳头未见不规整黏膜。胆汁细胞学诊断阴性。

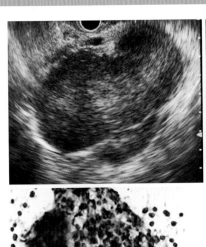
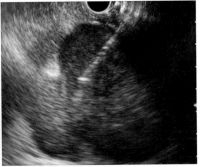

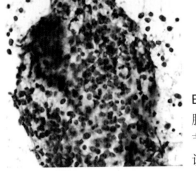

EUS-FNA
胰头部可见边界清楚、形状不规整的结节性病变。实施 FNA、快速细胞学检查诊断为小细胞癌。

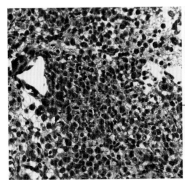
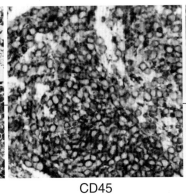
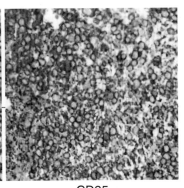

CD45　　　　　　　　　　CD25

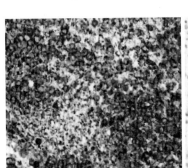
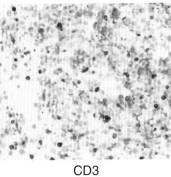

CD79 α　　　　　　　　　CD3

病理

组织学所见：裸核状小细胞弥漫性增生。上皮来源、小细胞癌来源及神经内分泌肿瘤（NET）来源的免疫染色为阴性，CD45 阳性，CD25 阳性，CD79 α 阳性，CD3 阴性。为弥漫性大 B 细胞型淋巴瘤。

胰腺恶性淋巴瘤

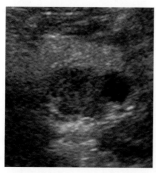

US

胰头部轮廓略不规整的低回声肿瘤。

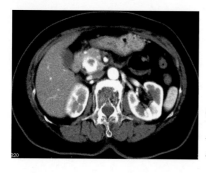

CT（动脉期）

几乎整体呈明显强化的类圆形肿瘤。中心有无强化区。

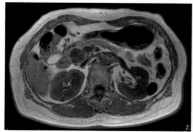

T1 加权像

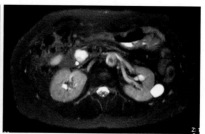

T2 加权像

MRI

T1 加权像整体呈低信号，T2 加权像几乎整体为明显的高信号，一部分可见低信号区。

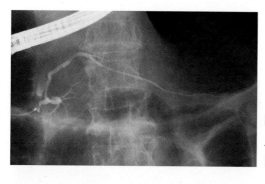

ERCP

虽然主胰管无扩张，但头颈部整体被压向头侧。

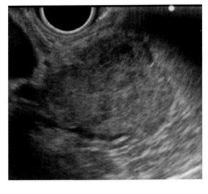

EUS
有轮廓略不规整的低回声肿瘤，内有低
回声区。

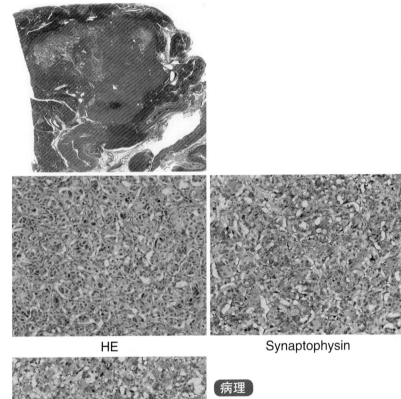

HE

Synaptophysin

Glucagon

病理

放大像： 有薄包膜的肿瘤，可见细胞
密集部位和稀疏部位。

组织学所见： 肿瘤细胞呈小梁状、腺
泡状结构。Synaptophysin 阳性，Ki-67
为 1.5%，据此诊断为神经内分泌肿瘤
（NET G1）。Glucagon 阳性。

NET

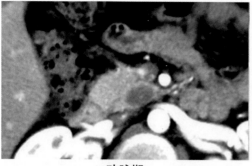

动脉期　　　　　　　　　　　　　　门脉期

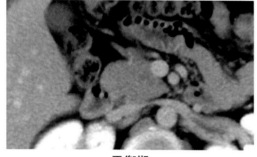

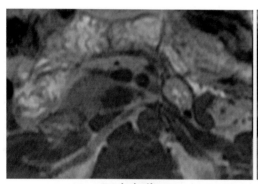

平衡期

CT
胰头部边缘不规整的类圆形肿瘤性病
变，从门脉期到平衡期强化。

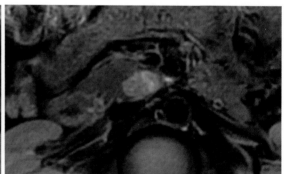

T1 加权像　　　　　　　　　　　　T2 加权像

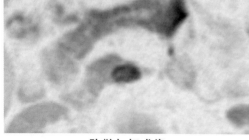

弥散加权成像

MRI
胰头部病变的 T1 加权像为低信号，T2
加权像为高信号，弥散加权成像显示弥
散功能低下。

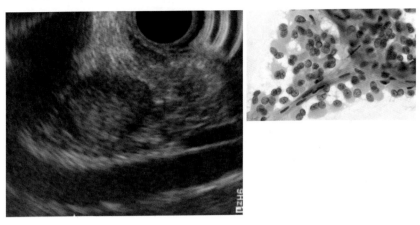

EUS 及 EUS-FNA

胰头部实性、边缘不规整的低回声肿瘤性病变（左）。

EUS-FNA 结果、细胞学检查可见伴乳头状结构的细胞团块（右），诊断为实性假乳头状肿瘤（SPN）。

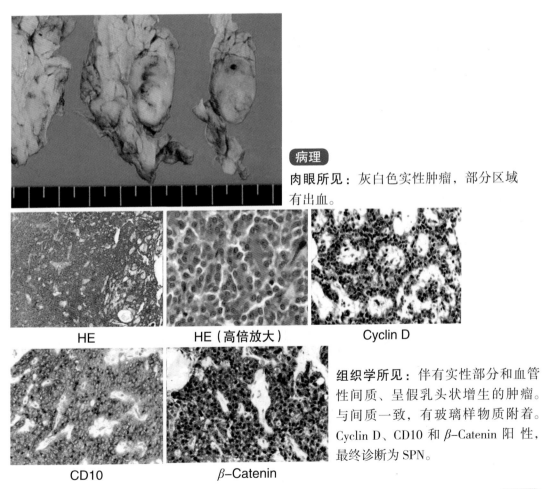

病理

肉眼所见： 灰白色实性肿瘤，部分区域有出血。

HE　　　　HE（高倍放大）　　　　Cyclin D

CD10　　　　β-Catenin

组织学所见： 伴有实性部分和血管性间质、呈假乳头状增生的肿瘤。与间质一致，有玻璃样物质附着。Cyclin D、CD10 和 β-Catenin 阳性，最终诊断为 SPN。

SPN

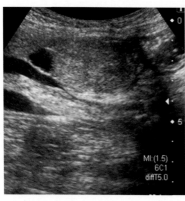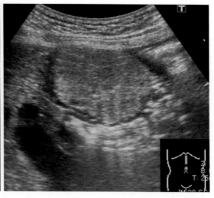

US

胰体部高回声实性肿瘤。

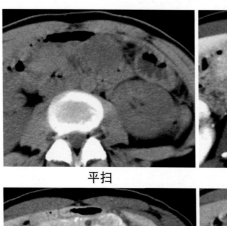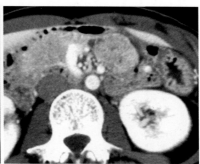

平扫　　　　　　　　　动脉期

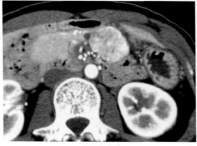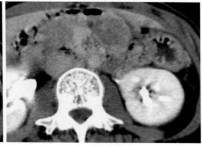

门脉期　　　　　　　　平衡期

CT

肿瘤在动脉期强化，较早对比剂廓清。

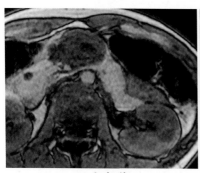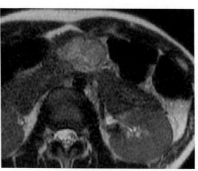

T1 加权像　　　　　　　T2 加权像

MRI

T1 加权像为低信号，T2 加权像为高信号。

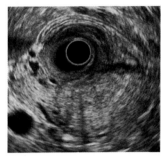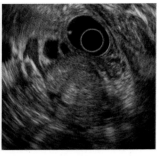

EUS
呈较高回声的肿瘤性病变。实性肿瘤内有钙化，也存在部分低回声区。

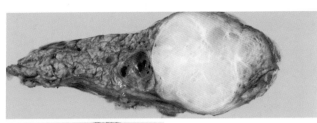

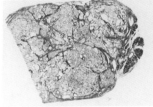

病理

肉眼所见：淡亮色肿瘤的囊肿性病变。
组织学所见：小囊肿聚集。为浆液性囊性肿瘤（SCN）的腺瘤。

SCN（腺瘤）

专栏 **浆液性囊性肿瘤**

　　好发于中年女性的胰腺体尾部，占整个胰腺肿瘤的 1%～2%，属于较罕见的疾病，恶性病例报道极少。由富含胰高血糖素的淡亮色立方体上皮细胞构成，大小不一的囊泡聚集为有包膜的上皮性肿瘤。罕见伴 von Hippel-Lindau 病。SCN 在肉眼形态上分为微囊型（microcystic type，58%～70%）、巨囊型（macrocystic type，20%）、混合型（mixed type，7%～16%）、实性型（solid type，2%～3%）。多无症状，常在体检行影像学检查时偶然被发现。肿瘤较大时，有的有压迫症状。关于影像学诊断，CT 下显示为边界清楚的肿瘤，从增强早期开始包膜和内部间隔强化呈蜂窝状（honeycomb type），可见中心部钙化或反映纤维化的中央星状瘢痕（central stellate scar）。solid type 由于在造影早期开始强化，有时很难与神经内分泌肿瘤相鉴别。

　　MRI 的 T2 加权像中囊泡部分呈高信号，免疫染色多表现为 MUC1、MUC6 阳性。在治疗上大部分为良性，对于有腹部症状的探讨是否行外科手术，但日本也有报道提出 40mm 以上的行手术切除。

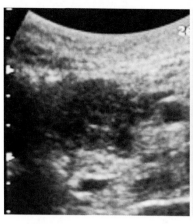
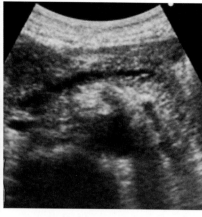

US

胰头部边缘不规整的肿瘤性病变，伴尾侧胰管扩张。内部不均匀低回声。

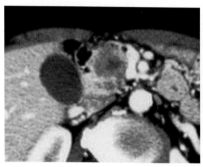
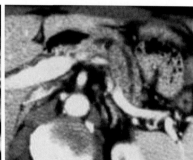

CT（动脉期）

胰头部的肿瘤边缘部在动脉期强化，但中心部有低密度区（左）。肿瘤的尾侧胰管扩张（右）。

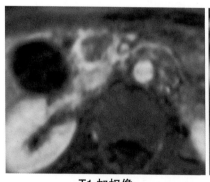
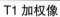
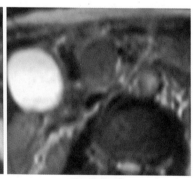

T1 加权像　　　　　　　T2 加权像

MRI

T1 加权像中，胰头部肿瘤边缘部强化，内部可见部分高信号。T2 加权像内部呈略低信号。

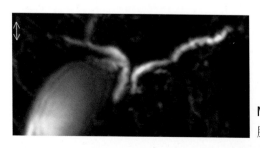

MRCP

胰头部胰管狭窄，尾侧胰管扩张。

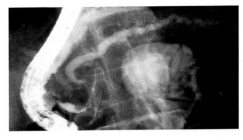

ERCP
胰头部主胰管闭塞，尾侧胰管扩张。

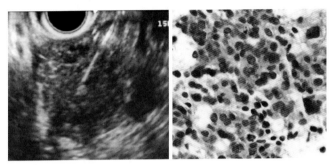

EUS-FNA
显著异型的肿瘤细胞呈小梁状结构。

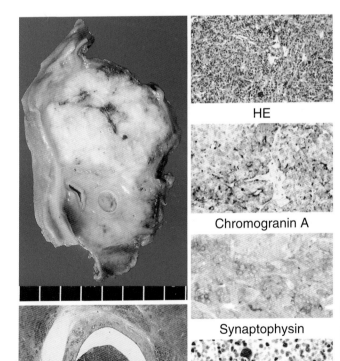

HE

Chromogranin A

Synaptophysin

Ki-67

病理

肉眼所见：伴内部出血的、白色、形态不规整肿瘤。

组织学所见：伴主胰管内浸润、进展，为低分化型神经内分泌癌（NEC）。Chromogranin A 、Synaptophysin 阳性，Ki-67 指数 70% 以上。

实性 边缘（轮廓）不规整

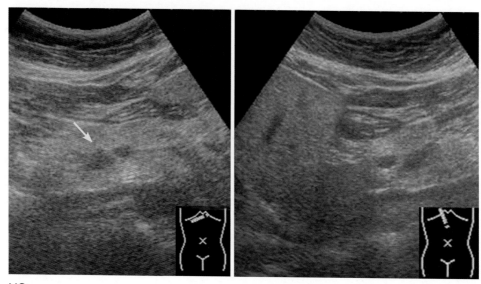

US

胰头部可见 15mm 大小、边缘不规整、形态不规整的低回声肿瘤。

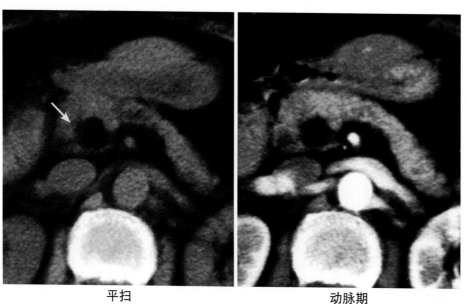

平扫　　　　　　　　　　　　　动脉期

CT

胰头部肿瘤为低密度，基本无强化。

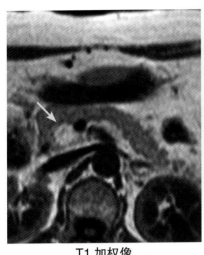

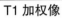

T1 加权像

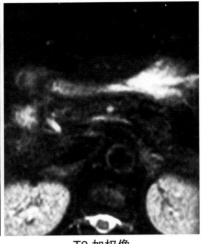

T2 加权像

MRI
肿瘤在 T1 加权像为高
信号，T2 加权像（脂
肪抑制像）为低信号。

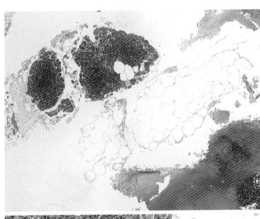

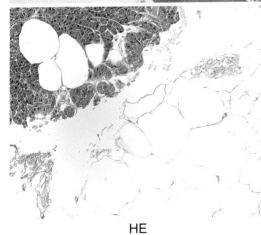

HE

病理

经皮胰腺活检钳取胰腺肿瘤组织。

组织学所见： 正常胰腺组织内有大型
脂肪滴沉积，附近可见同样的脂肪组
织，脂肪滴无肿瘤性改变。为胰腺的
局限性脂肪沉积。

局限性脂肪沉积

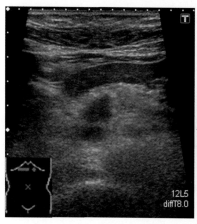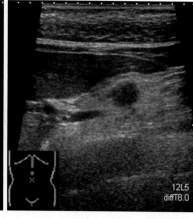

US

胰体部类圆形、轮廓不规整、直径为 10mm 的低回声肿瘤。

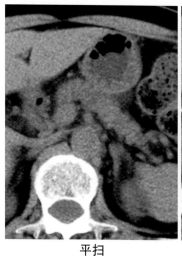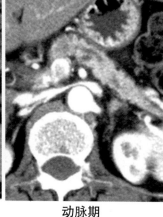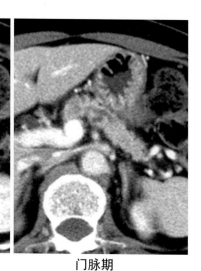

| 平扫 | 动脉期 | 门脉期 |

CT

肿瘤逐渐强化，尾侧胰管轻度扩张。

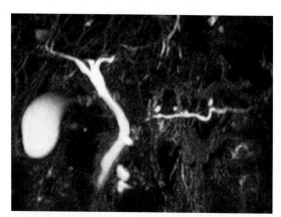

MRCP

胰体部主胰管局限性狭窄，尾侧胰管轻度扩张。头部有扩张的分支胰管（分支型 IPMN）和狭窄部附近的囊肿样病变，其他部位也有小囊肿样病变。

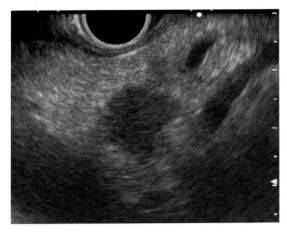

EUS
轮廓不规整的低回声肿瘤，尾侧胰管轻度扩张。

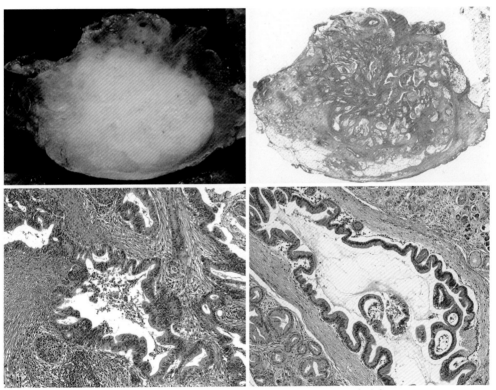

| 胰体部 | 胰头部 |

病理

肉眼所见、放大像：胰腺体部肿瘤呈白色，有不同程度的腺腔形成。

组织学所见：为富含间质的高分化型腺癌。胰头部的囊肿样病变为低异型度的腺瘤。根据以上所见，诊断为合并分支型胰管内乳头状黏液性肿瘤（IPMN）的普通型胰腺癌。

合并分支型 IPMN 的胰腺癌

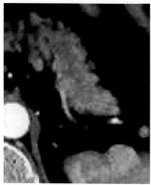

动脉期　　　　　　　　　　平衡期

CT
胰尾部在平衡期可见边界清楚的高强化区。
在动脉期不清楚。

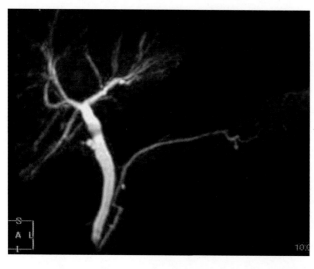

MRCP
主胰管未见明显异常。

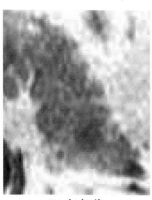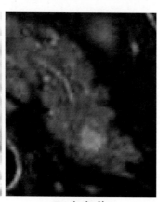

T1 加权像　　　　　　　　T2 加权像

MRI
胰尾部 T1 加权像为低信号、T2 加权像为高信号的肿瘤。

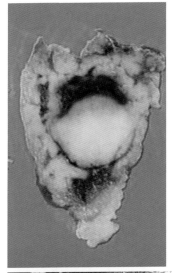

肉眼所见： 白色、边界清楚的实性肿瘤性病变。

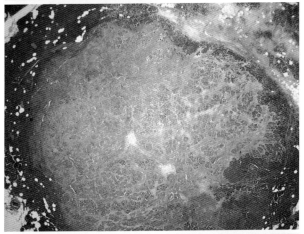

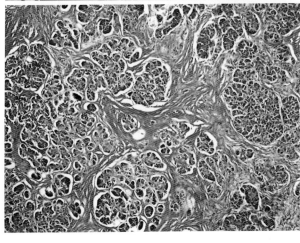

组织学所见： 肿瘤边界清楚，分叶状增生。富含纤维性间质，未见细胞异型。为错构瘤。

错构瘤

囊性　类圆形　单房　　　　　　　　　　　　　　　　　50 多岁，女性

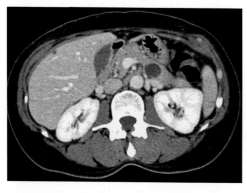

CT（门脉期）
胰体部类圆形囊肿。内有分隔结构。

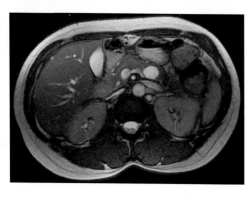

MRI（T2 加权像）
胰体部类圆形单房性囊肿，T2 加权像
为高信号。

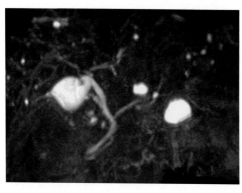

MRCP
胰体部类圆形高信号的囊肿样病变。

专栏　黏液性囊性肿瘤

　　简称 MCN，多发生于中年女性的胰腺体尾部，根据 2010 年的 WHO 分型，定义为由产生黏液的上皮构成的囊性肿瘤，有特征性卵巢样间质（ovarian-type stroma，OS）。形成被覆厚纤维共通包膜的类圆形囊肿，有向腔内突出的囊肿内囊肿，多呈多房性。EUS 对显示小的囊肿内囊肿有意义。根据结构异型和细胞异型，分为 low、intermediate、high（低、中、高）3 个阶段。关于浸润癌发生率的报道，在日本约 4%，在其他国家为 12% ～ 16%。半数以上未见与胰管的交通，异型度高

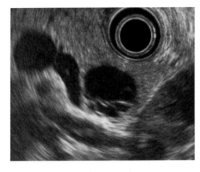

EUS
胰体部类圆形单房性囊肿。内有壁囊肿
（mural cyst）。

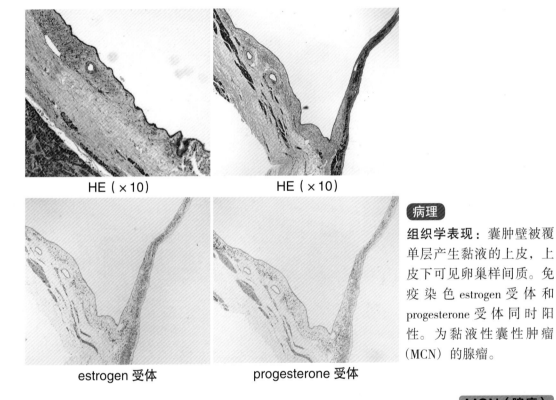

HE（×10）　　　　　HE（×10）

estrogen 受体　　　progesterone 受体

病理

组织学表现：囊肿壁被覆
单层产生黏液的上皮，上
皮下可见卵巢样间质。免
疫染色 estrogen 受体和
progesterone 受体同时阳
性。为黏液性囊性肿瘤
（MCN）的腺瘤。

MCN（腺瘤）

时，多可见壁内结节或腔内乳头状结构。免疫染色显示黄体酮（progesterone）
或雌激素（estrogen）受体阳性。关于鉴别诊断，在欧美通过 EUS-FNA 的细
胞学检查进行内容液的胰酶和 CEA 测定，在日本多数认为有腹膜播种的可能而
需谨慎实施。关于预后，10 年总生存率为 96.6%，预后良好，但有报道称浸润
癌的 10 年总生存率为 62.5%，因此在进展到浸润癌之前进行外科治疗非常重要。

胰腺

局限性

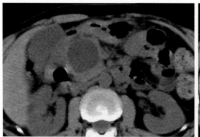
平扫

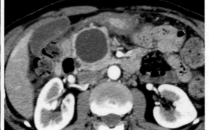
动脉期

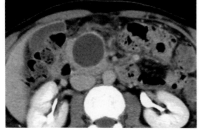
平衡期

CT

胰头部 35mm 大小的单房性囊肿样病变。囊壁有轻微凹凸不平。囊肿与主胰管之间的交通不明显。

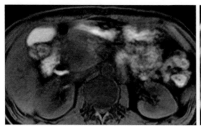
T1 加权像

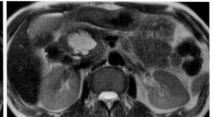
T2 加权像

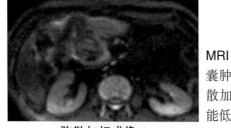
弥散加权成像

MRI

囊肿在 T2 加权像呈高信号，在弥散加权成像中囊肿内部分弥散功能低下。

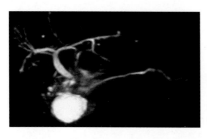

MRCP

胰体部至尾部的主胰管形态正常，但在囊肿附近显像不佳。

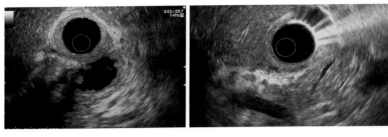

EUS

胰头部周围有包膜的高回声囊肿样病变。囊肿内有乳头状结节。

囊肿与主胰管之间无交通，也未见胰管扩张。

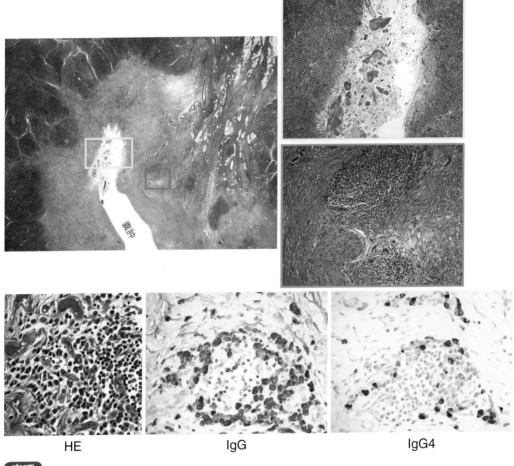

HE   IgG   IgG4

病理

组织学所见：胰头部有囊肿，囊肿壁由伴玻璃化胶原纤维增生的厚纤维结缔组织构成，可见浆细胞、淋巴细胞和嗜酸性细胞浸润。部分呈闭塞性动脉炎表现。浸润的浆细胞 IgG4 阳性。诊断为伴囊肿形成的 AIP（自身免疫性胰腺炎）。

伴囊肿形成的 AIP（自身免疫性胰腺炎）

胰腺

局限性

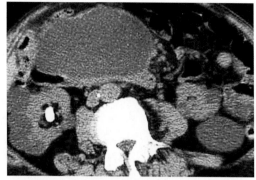

平扫

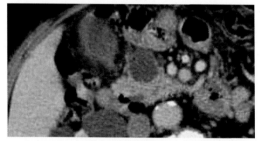

门脉期

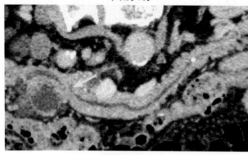

曲面重建

CT

胰头部巨大单房性囊肿的随诊观察（上）。4个月后出现急速缩小趋势（中），在曲面重建（下），可疑胰头部主胰管狭窄（→）。在狭窄附近可见缩小的胰腺囊肿样病变。

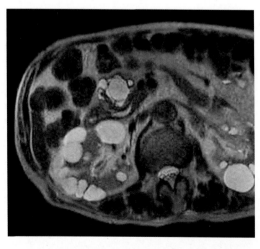

MRI（T2 加权像）

胰头部类圆形囊肿样病变内呈均匀高信号。

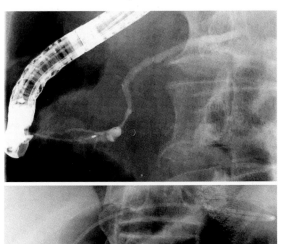

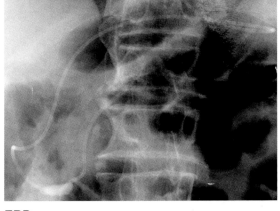

ERP

胰头部主胰管不规整狭窄，未显示囊肿（上段）。留置 ENPD（下段），据多次胰液连续抽吸细胞学活检（SPACE）结果，诊断为腺癌。红点显示的是上皮内癌的位置。

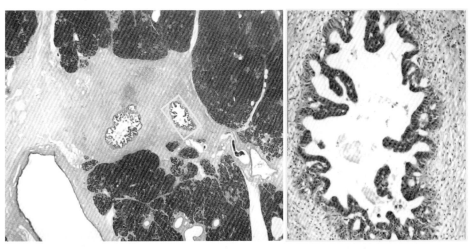

病理

组织学所见： 诊断为胰腺上皮内癌。癌周围胰腺实质内腺泡脱落及纤维化。胰头部囊肿样病变为胰管内乳头状黏液性肿瘤（IPMN）。

合并 IPMN 的胰腺上皮内癌

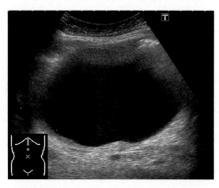

US

胰体部直径 13cm 的类圆形单房性囊肿。

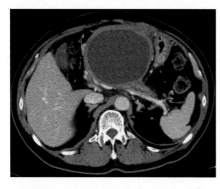

CT（门脉期）

囊肿的尾侧胰腺萎缩，胰管轻度扩张。

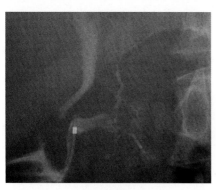

ERCP

胰头部主胰管内有充盈缺损，未显示尾
侧胰管。

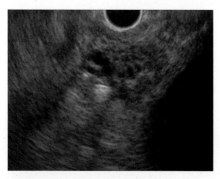

EUS

胰头部主胰管内可见小结石。

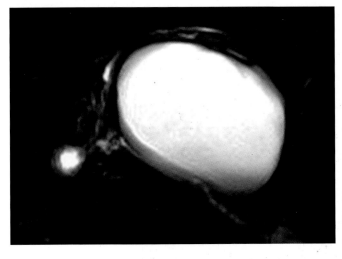

MRCP
胰体部有类圆形巨大单房性囊肿，
压迫体部主胰管，尾侧胰管扩张。

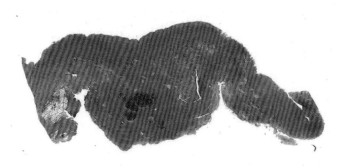

胰管狭窄部位的放大像

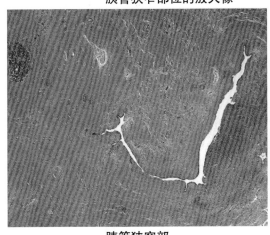

胰管狭窄部

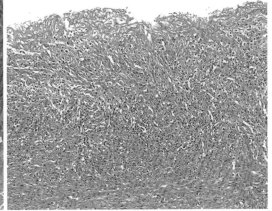

囊肿腔内

病理

放大像、组织学所见：狭窄部胰管上皮无异型，可见腺泡脱落和显著纤维化。巨大的囊肿腔内不是上皮，而是肉芽组织。根据以上所见，诊断为合并慢性胰腺炎的假性囊肿。

合并慢性胰腺炎的假性囊肿

胰腺

局限性

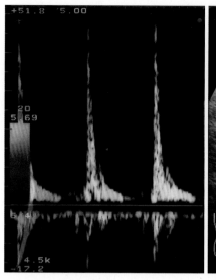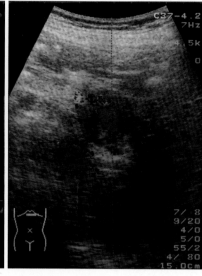

US
胰尾部类圆形囊肿样病变。多普勒检查内有多普勒信号，为动脉血。

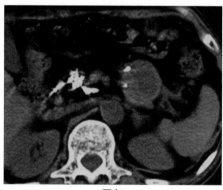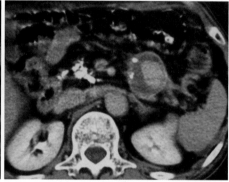

平扫　　　　　　　　　　门脉期

CT
胰头部有钙化，尾部也可见囊壁钙化。囊肿壁强化，囊肿内可见强化的类圆形病变。

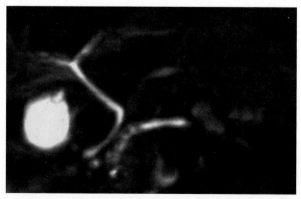

MRCP
胰头部主胰管内有小的充盈缺损，可见尾部囊肿样病变和尾侧胰管扩张。

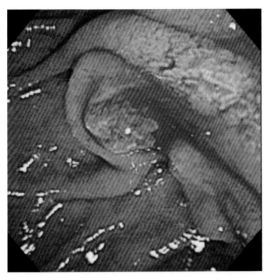

十二指肠内镜检查
主乳头开口部有出血。

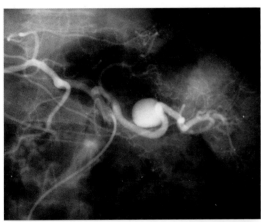

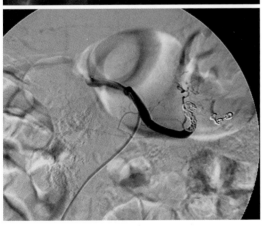

血管造影
胰尾部可见连接脾动脉的类圆形动脉瘤。实施脾动脉线圈栓塞后，脾动脉造影动脉瘤无强化。

假性动脉瘤

胰腺

局限性

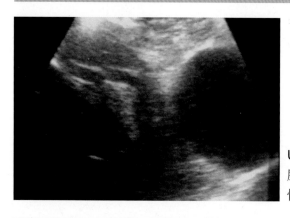

US

胰尾部囊肿样病变。呈类圆形、单房性，内部未见分隔结构。

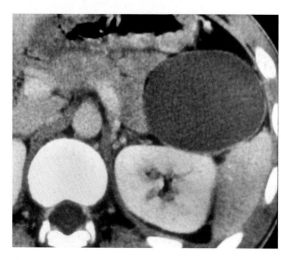

CT（门脉期）

增强使包膜清晰化。内部未见分隔或壁内结节。

专栏　胰腺淋巴上皮性囊肿

概念　胰腺及胰腺区域的淋巴上皮性囊肿（lymphoepithelial cyst，LEC）在1985年由Luchtrath等作为发生于胰腺的鳃弓囊肿样病变而首次报道，1987年由Truong等命名为胰腺淋巴上皮性囊肿（lymphoepithelial cyst of the pancreas）的罕见非肿瘤性囊肿样病变。Adsay等将鳞状上皮支撑的胰腺囊肿分为囊壁被覆皮脂腺的上皮样囊肿（epidermoid cyst）和被覆内含密集淋巴滤泡的淋巴组织的LEC。关于LEC的发生机制有：①胎儿期的鳃裂（branchial cleft）误入胰腺的学说；②胰腺周围淋巴结的异位性胰腺内胰管上皮的鳞状上皮化生学说；③扩张胰管的一部分向鳞状上皮化生的胰旁淋巴结突出学说；④胰管组织来源的真性胰腺囊肿学说等。多数病例在术前血清CA19-9增高，术后恢复正常，免疫组织染色显示囊壁鳞状上皮中CA19-9着色，因此多数意见支持为胰管上皮的鳞状上皮化生。

临床表现　多见于中年男性，囊肿大小为15~100mm，平均为50mm。形态上多

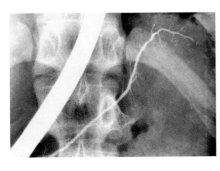

ERP
胰管未见异常。

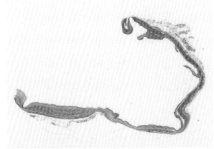

病理
固定标本：囊壁薄，单房。

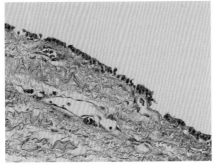

组织学所见：由纤维性结缔组织、单层立方上皮、鳞状上皮构成。为先天性囊肿。

先天性囊肿（普通囊肿）

为多房性，多数病例血清 CA19-9 值升高。出现腹痛、背痛和腹部不适等症状，但半数以上无症状。

诊断 边界清楚的囊肿样病变好发于胰体部，多向胰外突出。CT 增强显示有厚的纤维包膜和无强化的实性成分，MRI 显示 T1 加权像为高信号，弥散加权成像有弥散功能低下（高信号），同反相位检出脂质也有诊断意义。EUS 下可见反应角化物的回声结构（echogenic structure）。

病理 在被覆复层鳞状上皮的内层以及间质内可见淋巴细胞聚集或淋巴滤泡。囊肿内含角蛋白，有胆固醇结晶。

治疗 如果能术前确诊的话，可以进行随诊观察，但多数病例因不能排除恶性肿瘤而行手术切除。虽然存在种植转移的风险，但只要是排除恶性肿瘤的病例，也可以探讨实施超声内镜引导下的吸引活检。

胰腺

局限性

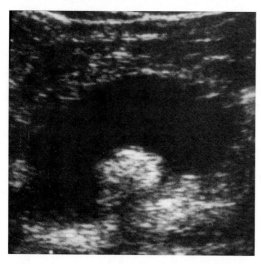

US
胰头部类圆形单房性囊肿。
内部有伴声影的强回声（strong echo）。

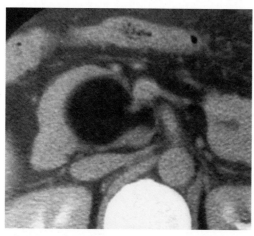

CT（平衡期）
囊液的 CT 值低。与脂肪的 CT 值相等。

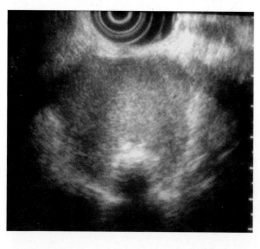

EUS
囊肿内充满点状高回声，可见伴声影
的强回声（strong echo）。

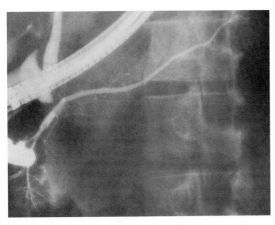

ERCP
头部主胰管受压。

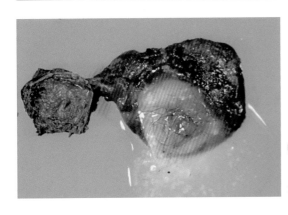

病理

肉眼所见：囊肿内有毛发。内容液为
油脂。诊断为畸胎瘤（teratoma）。

畸胎瘤

专栏　畸胎瘤

　　胰腺畸胎瘤是极为罕见的肿瘤，报道数量不足 20 例。无性别差异，主要见
于 20 岁以下人群。症状包括腹痛、背痛和左上腹部肿瘤等。边界清楚，有包膜，
内部实性成分和囊性成分混合存在。有毛发、脂肪、骨和牙齿等。病理组织学上
可见各种分化的组织（软骨、骨、脂肪、牙齿及柱状上皮、鳞状上皮等）。

囊性　类圆形　单房　　　　　　　　　　　　　　　　30多岁，男性

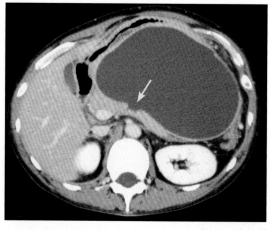

CT（门脉期，横断面）
腹部受击后腹痛加剧就诊。胰体部的胰腺实质断裂，形成胰腺假性囊肿。

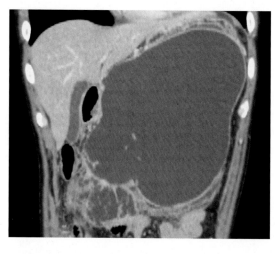

CT（门脉期，冠状面）
胰腺假性囊肿从胰腺周围扩展至骨盆腔，压迫周围消化管。

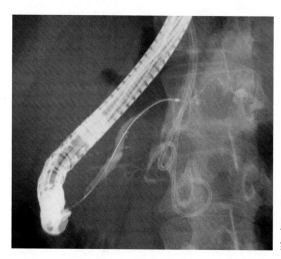

ERP
胰体部主胰管断裂，对比剂漏出到假性囊肿内。尾侧主胰管未显影。

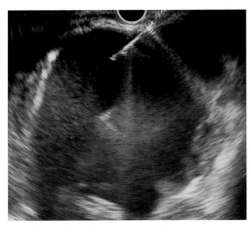

EUS
胃体部可见内部形成较均匀液体成分的
类圆形胰腺假性囊肿。

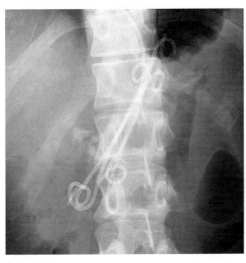

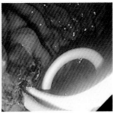

EUS 引导下囊肿引流
用 19G 针穿刺，经通电扩张器
和扩张球囊将瘘孔扩张后，留
置两端猪尾形塑料支架和经鼻
引流管实施引流。

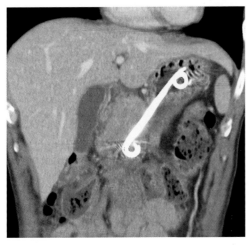

CT（治疗后）
囊肿明显缩小，留置支架残存。

胰腺外伤、胰腺假性囊肿

胰腺

局限性

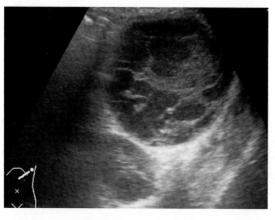

US

胰尾部直径 80mm 的巨大囊肿样病变，内有分隔结构。

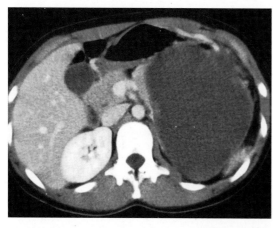

CT（门脉期）

囊肿内未见实性成分。1 个月的病程囊肿急速增大到直径 200mm 以上。

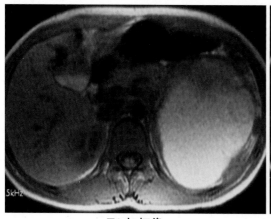

T1 加权像

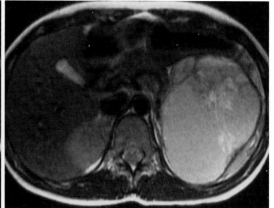

T2 加权像

MRI

T1 加权像为高信号，T2 加权像表现为高低信号不均匀混合存在，提示囊肿内合并出血。

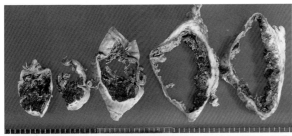

病理

肉眼所见：肿瘤大部分有出血坏死，仅在纤维包膜正下方有实性成分。

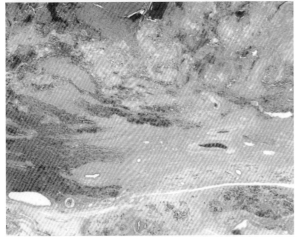

组织学所见：实性成分和出血坏死的囊肿成分混合存在。HE 染色显示缺乏胞浆的小细胞以毛细血管为中心呈弥漫性增生，在出血部位有假乳头状结构。Vimentin 阳性，Synaptophysin 弱阳性，Amylase 阴性。诊断为实性假乳头状肿瘤（solid-pseudopapillary neoplasm，SPN）。

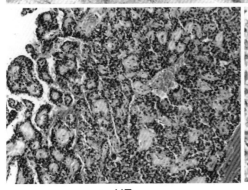

HE

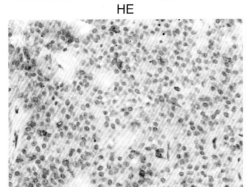

Synaptophysin

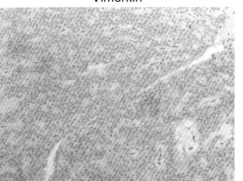

Vimentin

Amylase

急速增大的 SPN

胰腺

局限性

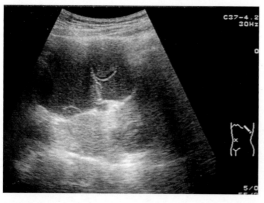

US

胰尾部类圆形的多房性囊肿。有分隔结构，每个囊腔的回声水平不同，呈马赛克状。

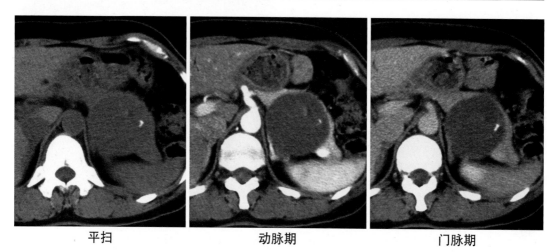

平扫　　　　　　　　动脉期　　　　　　　　门脉期

CT

胰尾部有厚包膜和边缘钙化的囊性肿瘤。囊肿内 CT 值略高，有分隔结构。

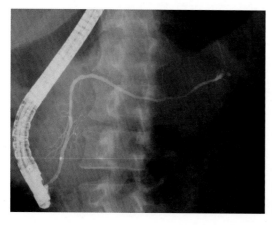

ERP

胰尾部主胰管受压，与囊性肿瘤间无交通。

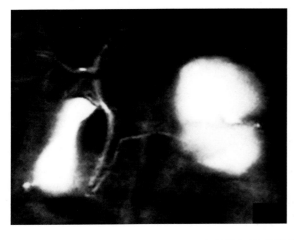

MRCP

胰尾部有多房性囊肿，不同囊肿的信号强度略不同。部分呈强高信号。

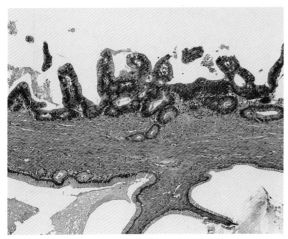

HE

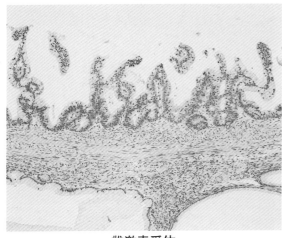

雌激素受体

病理

组织学所见：囊肿内上皮为柱状上皮，富含黏液，有核异型，诊断为腺癌。癌局限于上皮。有卵巢样间质，雌激素受体（ER）阳性，诊断为黏液性囊性肿瘤（MCN）的腺癌。

MCN（腺癌）

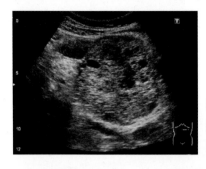

US

胰体部 80mm 大小的肿瘤性病变。

肿瘤内部有高回声的分隔及小囊肿。

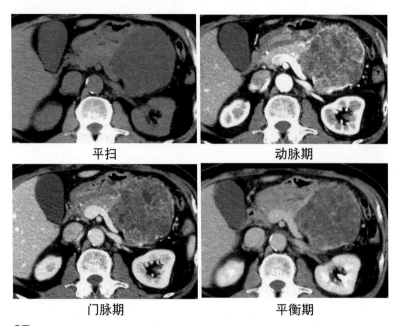

平扫　　　　　　　　　　动脉期

门脉期　　　　　　　　　平衡期

CT

胰体部可见 90mm 大小、边缘规整、内部不均匀强化、小囊肿呈蜂巢状聚集的肿瘤性病变。与周围消化管的边界清楚，压向脾动静脉。

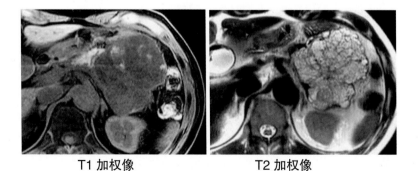

T1 加权像　　　　　　　T2 加权像

MRI

肿瘤在 T1 加权像为低信号，T2 加权像为高信号，肿瘤内聚集的小囊肿几乎为等信号。

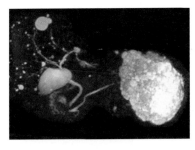

MRCP
肿瘤与主胰管之间的关系不清。

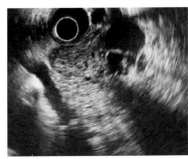
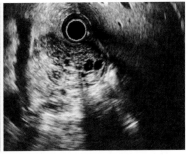

EUS
胰体部可见 80mm 大小、分隔呈高回声、内部有小囊肿的肿瘤性病变。

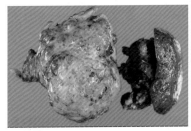
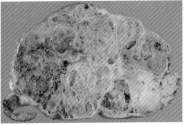

病理

肉眼所见： 切面有很多小囊肿和较大囊肿混合存在，呈蜂窝状。

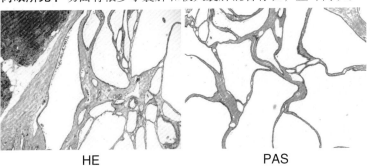

HE   PAS

组织学所见： 立方体的肿瘤细胞增生形成腺管，肿瘤细胞的胞浆透亮，核呈小类圆形，与胰腺正常组织的边界清楚。PAS 染色阳性，含糖原（glycogen）。为混合型（mixed type）胰腺浆液性囊腺瘤（SCN）。

SCN（腺瘤）

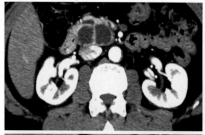
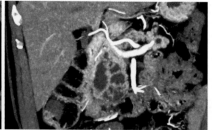

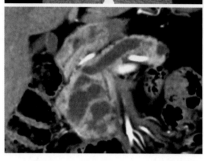

CT（动脉期）

胰头部可见内有分隔的多房性类圆形囊肿，尾侧主胰管扩张。

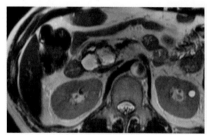

T2 加权像

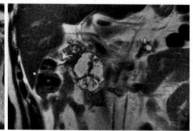

T2 加权像

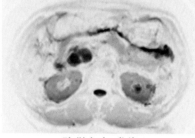

弥散加权成像

MRI

囊肿伴壁内结节。T2 加权像为高信号，弥散加权成像显示弥散功能低下。

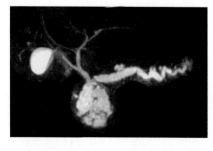

MRCP

因囊肿胰尾侧主胰管扩张，分支也有部分扩张。

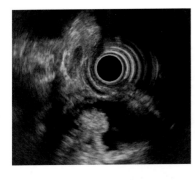

EUS

胰头部超过 50mm 的多房性囊肿样病变。内有乳头状隆起，分隔壁增厚显著。囊肿形态偏斜，实性部位周围回声水平低下，不能排除合并浸润癌的可能。

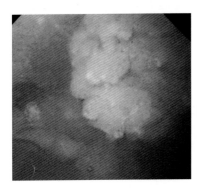

POPS

胰头部的主胰管可见与分支胰管有交通的全周性乳头状肿瘤。表面有显著不规整的血管走行。。

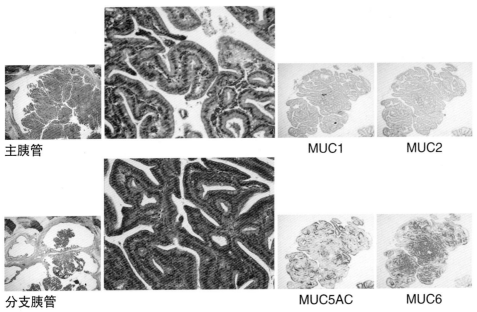

主胰管 　　　　　　　　　　　　　　MUC1　　　MUC2

分支胰管 　　　　　　　　　　　　　MUC5AC　　MUC6

〔病理〕

组织学所见：胞浆内黏液减少、N/C 比值增大的肿瘤细胞，伴核轻度大小不一、核形状不规整。为胰管内乳头状黏液性肿瘤（IPMN）的腺癌（非浸润性）表现。

IPMN（腺癌，非浸润性）

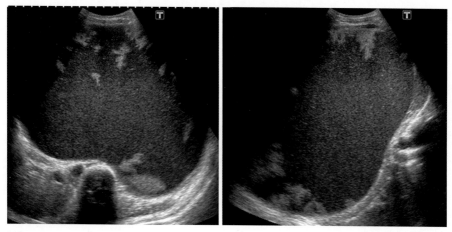

US

脾内有直径 25cm 以上的巨大囊肿样病变，内部伴弱回声。有胆泥样回声。

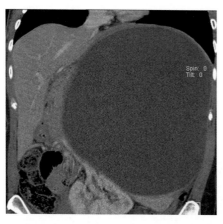

CT（门脉期）

囊肿有薄包膜，无壁内结节。

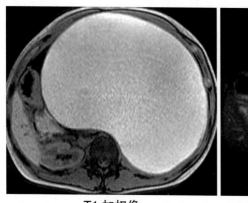

T1 加权像

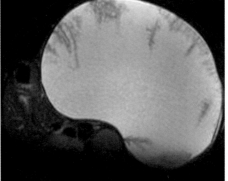

T2 加权像

MRI

T1 加权像、T2 加权像均为高信号。T2 加权像可见内部有线状低信号区。

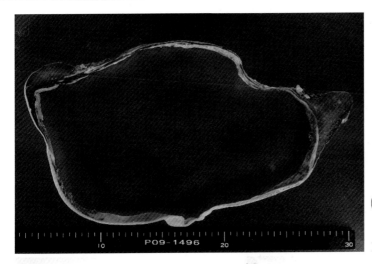

病理

肉眼所见：脾内有薄包膜的巨大囊肿，无壁内结节。

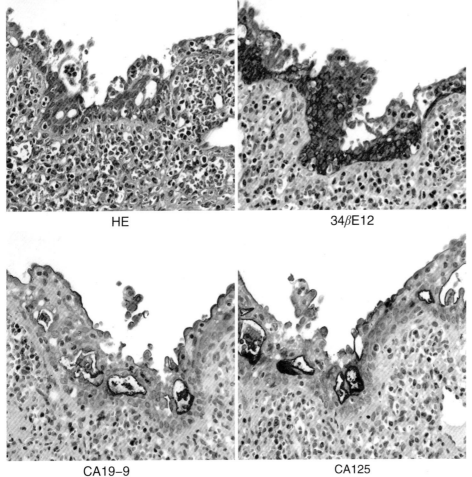

HE 34βE12

CA19-9 CA125

组织学所见：囊肿内上皮无异型，上皮下有出血。上皮标志物 34βE12 阳性，同部位 CA19-9、CA125 阳性，诊断为脾上皮样囊肿。

脾上皮样囊肿

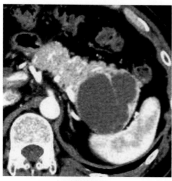
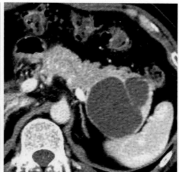
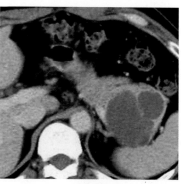

动脉期　　　　　　　　门脉期　　　　　　　　平衡期

CT

胰尾部的肿瘤性病变，可见 60mm 大小的囊性成分和边缘的实性成分。病变的实性成分从动脉期到门脉期强化，平衡期也持续强化，与脾脏呈同等强化。病变与脾脏有距离，与胰腺的边界不清。

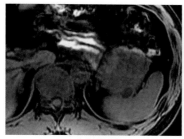
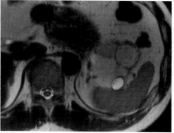
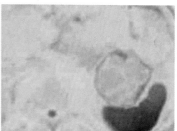

T1 加权像　　　　　　　T2 加权像　　　　　　弥散加权成像

MRI

病变的囊性成分，在 T1 加权像为低信号，在 T2 加权像为稍高信号。实性成分的弥散加权成像显示与脾脏同程度的弥散功能低下。

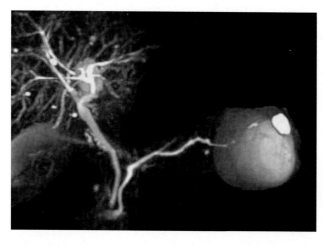

MRCP
主胰管在胰尾部狭窄变细，尾侧胰管未见扩张。

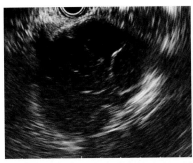
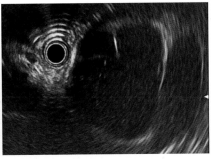

EUS
胰尾部可见有分隔的囊肿样病变，囊肿内呈马赛克状回声。胰腺与病变的边界不清。

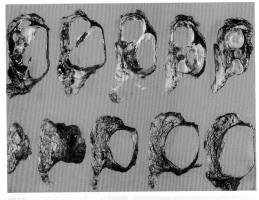

病理

肉眼可见：胰尾部 65mm 大小的囊肿，囊液为浆液性。

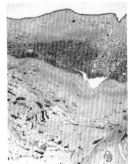
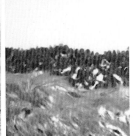

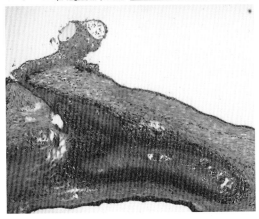

组织学所见：HE 染色显示在囊壁及分隔之间有脾髓质和朗格罕细胞，判断脾髓质与胰腺组织比邻。诊断囊肿为胰腺内副脾来源。囊壁被覆无化生的非角化复层鳞状上皮、腺上皮，未见淋巴组织。为上皮样囊肿。

胰腺内副脾的上皮样囊肿

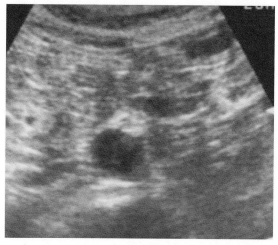

US

胰尾部类圆形多房性囊肿样病变。

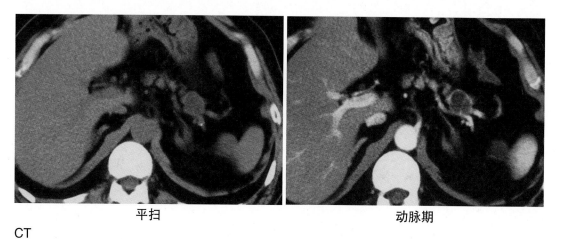

平扫　　　　　　　　　　　　　　　动脉期

CT

CT 平扫胰尾部可见类圆形多房性囊肿样病变，动脉期囊壁和分隔强化。

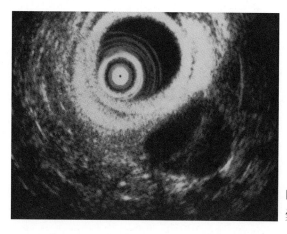

EUS

囊壁不均匀增厚，内有分隔结构。

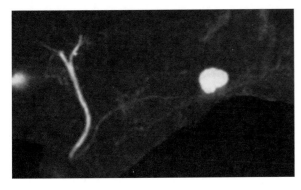

MRCP
内有分隔结构的囊肿样病变。

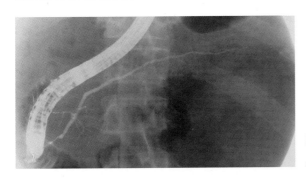

ERCP
胰管未见异常。

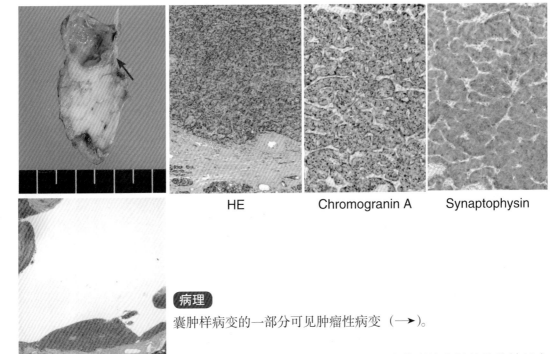

HE   Chromogranin A   Synaptophysin

病理

囊肿样病变的一部分可见肿瘤性病变（━➤）。

Chromogranin A、Synaptophysin 阳性，为伴囊性变性的胰腺神经内分泌肿瘤（NET）。

NET 的囊性变性

囊性　类圆形　多房

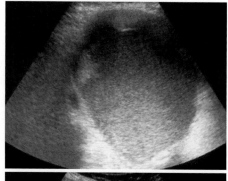

US
胰腺体尾部类圆形多房性巨大囊肿样病变。内有胆泥和结节。

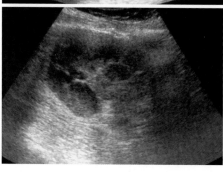

胰尾侧囊肿有增厚的分隔。

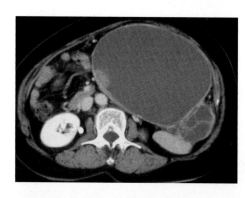

CT（门脉期）
由巨大囊肿和较小的 2 个囊肿构成。囊壁、分隔和结节强化。

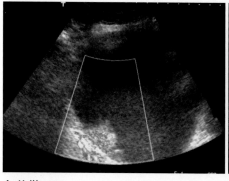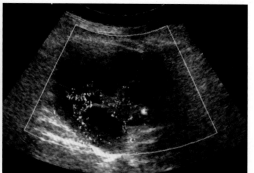

多普勒 US
使用对比剂见结节和分隔内有血流。

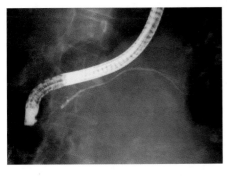

ERP
主胰管受压移位。未见与囊肿间的交通。

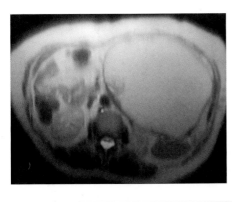

MRI（T2 加权像）
大囊肿内可见低信号结节。

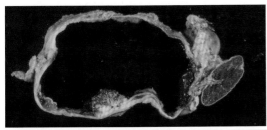

病理

肉眼所见：大囊肿内乳头状肿瘤。

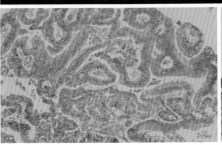 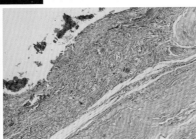

组织学所见：伴重度异型的乳头状腺癌，上皮下可见卵巢样间质。为黏液性囊性肿瘤（MCN）的腺癌。

MCN（腺癌）

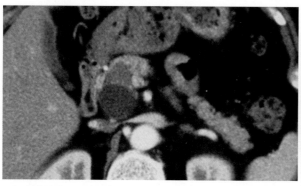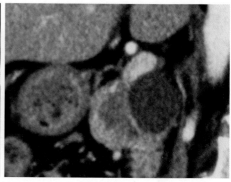

CT（动脉期）

胰头部可见内部有强化的伴分隔结构的多房性囊肿样病变，其背侧可见类圆形单房性囊肿样病变。

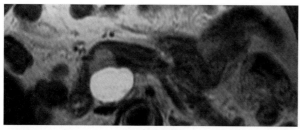

T1加权像

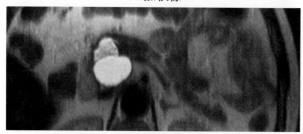

T2加权像

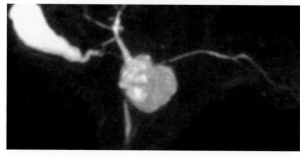

MRI（上、中）/MRCP（下）

T1加权像显示腹侧病变为略高信号，背侧病变为高信号。T2加权像中腹侧病变和背侧病变均为高信号，腹侧病变内有分隔结构。

MRCP下腹侧的多房性病变呈略高信号。主胰管未见异常。

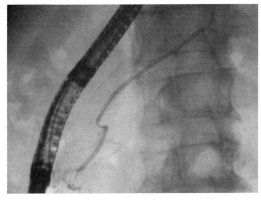

ERP
主胰管走行未见异常。

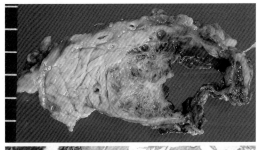

病理

肉眼所见：肿瘤为内部有分隔结构的囊性肿瘤，伴出血。

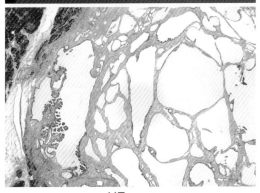

HE

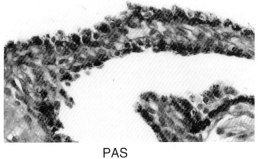

PAS

组织学所见：为微囊型（microcystic type）浆液性囊性肿瘤（SCN）的腺瘤。上皮 PAS 染色阳性。

伴出血的 SCN（腺瘤）

囊性　凹凸不平　多房　　　　　　　　　　　　**60 多岁，男性**

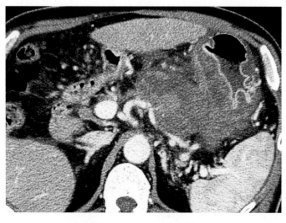

CT（动脉期）
胰腺体尾部肿大，显像不佳，可见部分高密度区。

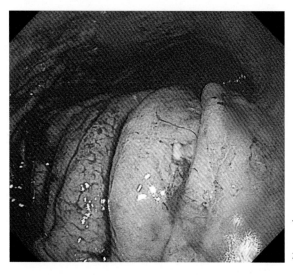

上消化道内镜检查
胃内有血凝块潴留，可见巨大黏膜下肿瘤样隆起。

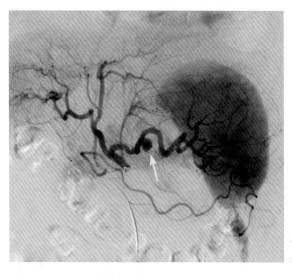

腹部血管造影
脾动脉假性动脉瘤（→）。

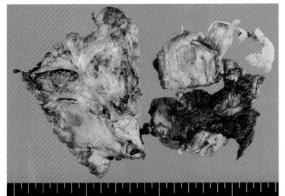

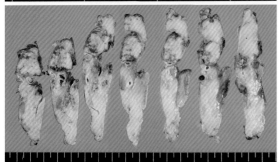

病理

肉眼所见：胰尾部周围坏死组织与胃壁形成团块，形成连接胃腔的瘘管。

胰尾部灰白色实性肿瘤性病变。

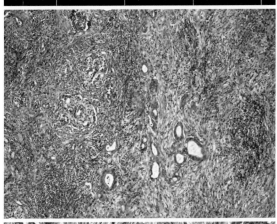

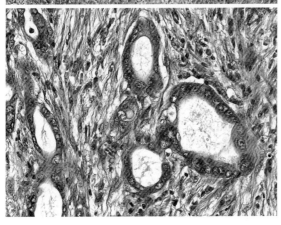

组织学所见：围绕胰腺实质周围，可见异型上皮呈浸润性增生形成腺管的肿瘤。为浸润性胰管癌。
因胰腺癌的浸润形成假性动脉瘤，破裂形成出血性囊肿。

胰腺癌、出血性囊肿

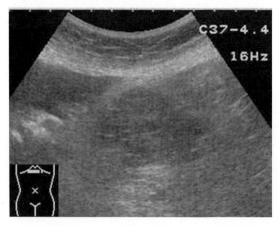

US
胰体部有类圆形、内部伴囊性成分的肿瘤。

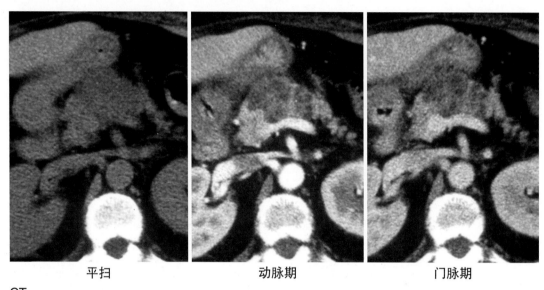

平扫　　　　　　　　动脉期　　　　　　　　门脉期

CT
肿瘤中心部在动脉期呈轻度强化。

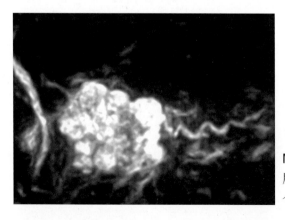

MRCP
肿瘤为整体呈高信号的小囊肿聚集，每个囊肿的信号强度基本均匀一致。

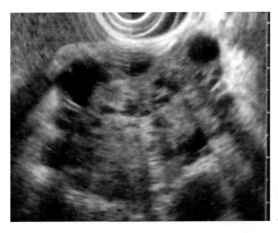

EUS
肿瘤边缘有较大囊肿，中心部有小囊肿聚集。

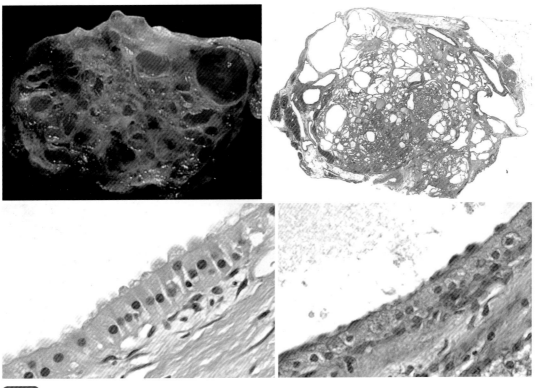

病理

切除固定标本的切面和放大像： 较大囊肿位于边缘，小囊肿位于中心部。

组织学所见： 上皮为柱状上皮，PAS 染色阳性，诊断为浆液性囊性肿瘤（SCN）的腺瘤。

SCN（腺瘤）

囊性　凹凸不平　多房

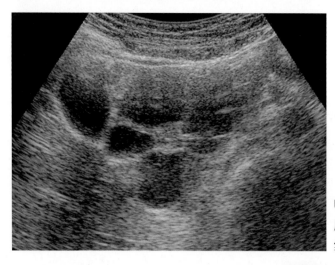

US
胰头部八头（芋头的一种）状多房性囊肿样病变。中心部有高回声结节。

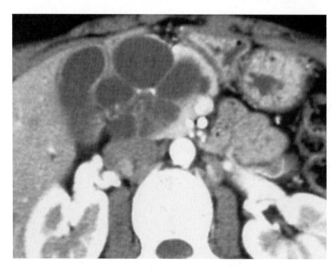

CT（动脉期）
分隔部分强化。中心部有钙化。

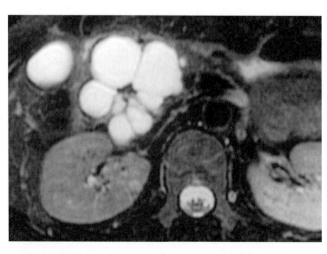

MRI（T2 加权像）
高信号的囊肿聚集，呈花瓣状。

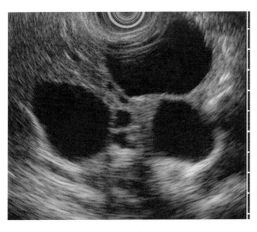

EUS
中心部有较小囊肿，周边有较大囊肿。

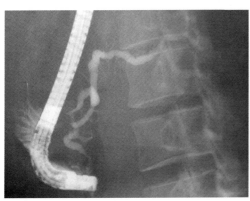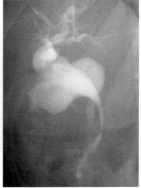

ERCP
头部主胰管和下段胆管呈平滑受压影像。

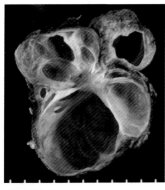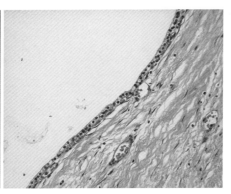

病理

肉眼所见：大小不等的囊肿聚集，呈花瓣状。中心部有瘢痕。

组织学所见：囊壁由透亮的单层立方上皮和有很多毛细血管的纤维分隔构成。为巨囊型（macrocystic type）浆液性囊性肿瘤（SCN）的腺瘤。

SCN（腺瘤）

胰腺

局限性

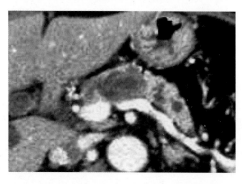

CT（动脉期）
胰体部囊性扩张，内有强化结节。
主胰管也呈弥漫性扩张。

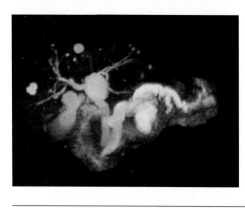

MRCP
主胰管呈弥漫性扩张，胰体部的分支胰
管囊状扩张。

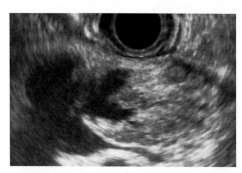

EUS
从胰体部的分支胰管到主胰管可见乳头
状实性肿瘤。

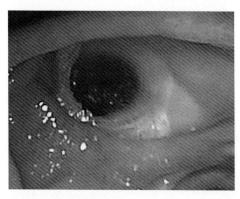

Vater 乳头开口部
开口部扩张及大量黏液排出。

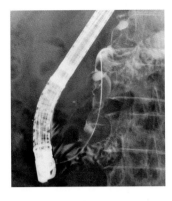

ERP
主胰管呈弥漫性扩张，内含大量黏液
而呈透亮影。

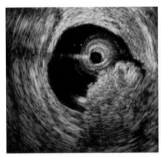 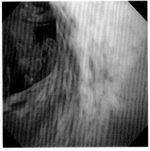

IDUS（左）/ POPS（右）
IDUS 可见主胰管内实性肿瘤的乳头状
增生。POPS 下主胰管内富含毛细血管
的鱼籽状肿瘤呈乳头状增生。

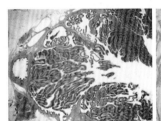 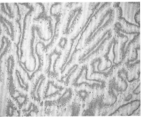 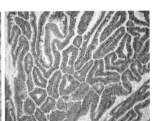

HE   MUC1   MUC2

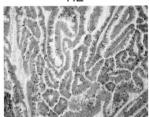 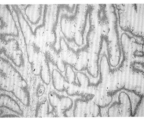

MUC5AC   MUC6

病理

组织学所见：HE 染色为腺瘤。MUC2、
MUC5AC 阳性，为肠型来源的胰管内乳
头状黏液性肿瘤（IPMN）的腺瘤。

IPMN（腺瘤）

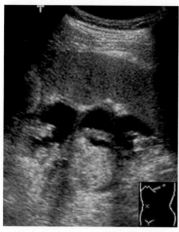
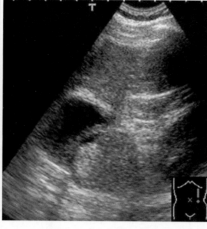

US
胰尾部类圆形囊性肿瘤，腔内有高回声结节占位，周围伴囊肿样病变。

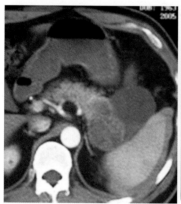
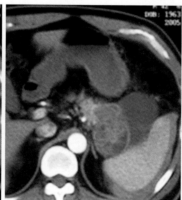
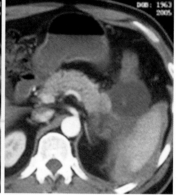

CT（动脉期）
动脉期囊性肿瘤内的结节强化。周围有囊肿样病变，脾脏周围有液体潴留。

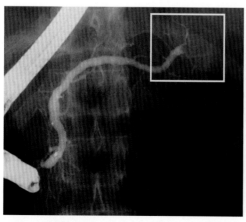
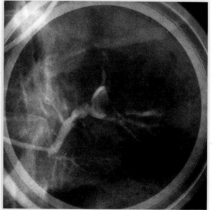

ERP、球囊 ERP
尾部主胰管扩张，内部有透亮影，但末端主胰管未显影。

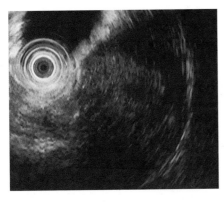

EUS
扩张的尾部胰管内有结节，几乎占据整个胰管腔。

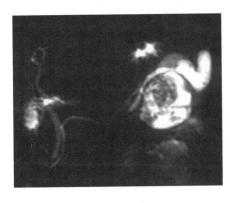

MRCP
尾部分支胰管呈显著囊状扩张，内部信号强度不均匀。尾部主胰管狭窄，尾侧胰管显著扩张。

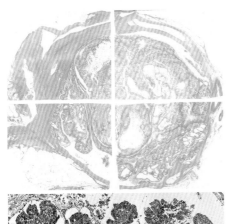

病理

放大像：扩张的尾部分支胰管内有结节性病变，几乎占据整个胰管腔。

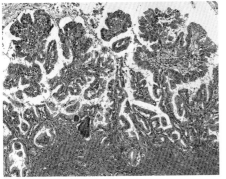

组织学所见：胰管内乳头状黏液性肿瘤（IPMN），大部分为腺瘤，但部分可见腺癌。

IPMN（腺癌）

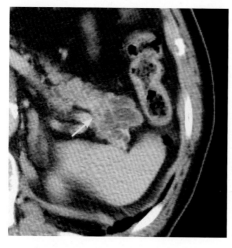

CT（门脉期）

胰尾部 40mm 大小的多房性囊肿样病变，囊肿内有实性病变样区域（——➤）。

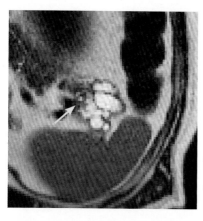

MRI（T2 加权像）

胰尾部多房性囊肿样病变，与 CT 一样，囊肿内有实性病变样区域（——➤）。

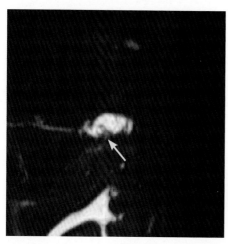

MRCP

胰尾部多房性囊肿样病变，与胰管有交通。囊肿内有实性病变样区域（——➤）。

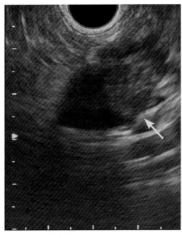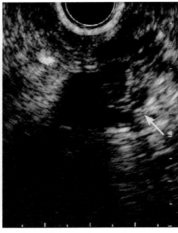

EUS

囊肿内有可疑实性病变的部位（——）。该部位微泡（Sonazoid）造影可显影，诊断为壁内结节。

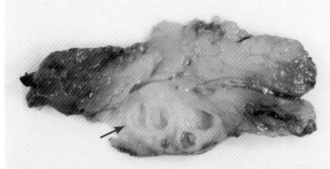

病理

肉眼所见： 胰尾部 40mm 大小的多房性囊肿样病变。内有胶冻状液体，有结节（——）。

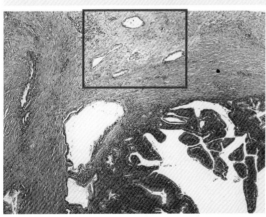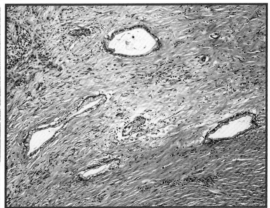

组织学所见： 在扩张的胰管内，可见由细胞内富含黏液的柱状上皮构成的高乳头状病变。部分呈浸润性增生，在周围间质内形成小的异型腺管。为胰管内乳头状黏液性肿瘤（IPMN）来源的浸润性胰管癌（管状腺癌）。

IPMN（腺癌）

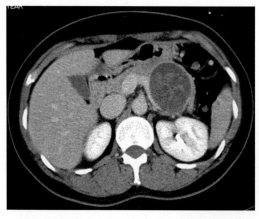

CT（门脉期）
从胰体部到尾部可见被覆厚包膜，且内有间隔的不均匀囊性肿瘤。

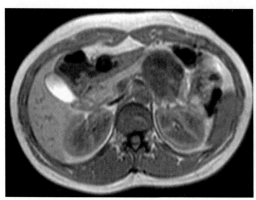

T1 加权像

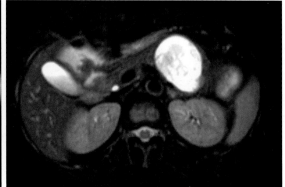

T2 加权像

MRI
T1 加权像中低信号区和略高信号区混合存在，T2 加权像中几乎整体上为明显高信号，可见部分低信号区。

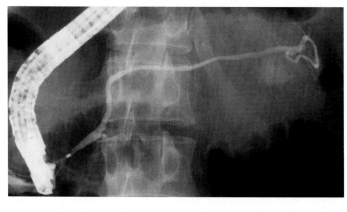

ERP
主胰管无扩张，胰管和囊性肿瘤间有交通。

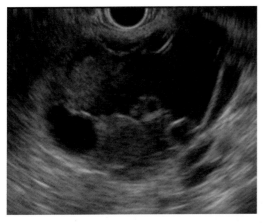

EUS

囊性肿瘤被覆厚包膜，有分隔结构。无壁内结节。部分小囊肿腔内存在弱回声。

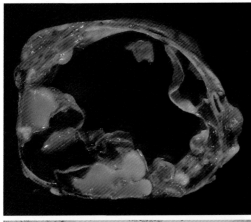

病理

肉眼所见：有包膜的单房性囊肿。有大的囊腔和分隔结构，小囊肿内有白色半透明物质，与 EUS 相对应。

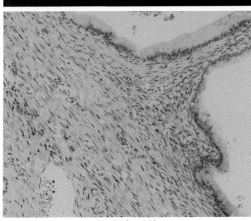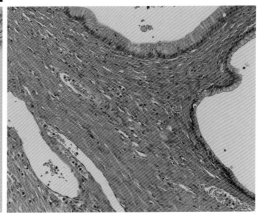

雌激素受体	HE

组织学所见：囊肿内上皮为富含黏液的柱状上皮。无核异型，为腺瘤。有卵巢样间质，雌激素受体（ER）阳性，诊断为黏液性囊性肿瘤（MCN）的腺瘤。

MCN（腺瘤）

实性囊性混合 类圆形　　　　　　　　　　**50 多岁，女性**

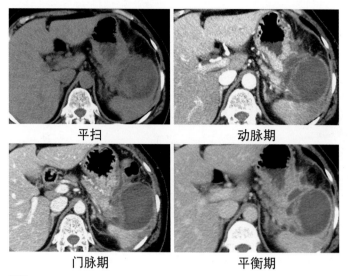

平扫　　　　　　　动脉期

门脉期　　　　　　平衡期

CT

胰尾部有分隔的囊肿样病变。平扫囊肿内有高密度区。囊
肿的胰头侧可见轻度强化的肿瘤性病变。

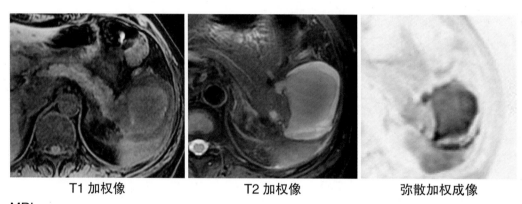

T1 加权像　　　　　T2 加权像　　　　　弥散加权成像

MRI

胰尾部病变的 T1 加权像为低信号，T2 加权像为高信号，囊肿内有分隔，弥散加权成像可
见在囊肿的胰头侧有轻度弥散功能低下。

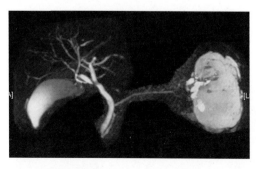

MRCP

胰尾部主胰管因囊肿的存在从头侧附近开始显像
不佳。

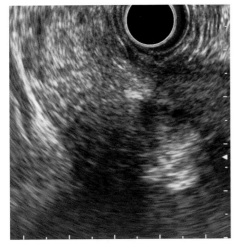

EUS

胰尾部囊肿高回声和低回声混合存在。可见向囊腔内突出的边界不清的低回声区域。

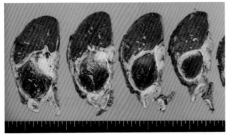

病理

肉眼所见： 肿瘤内有出血、坏死成分。

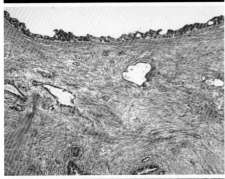

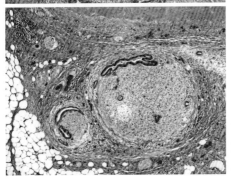

组织学所见： 从胰尾部向胰体部断端呈浸润性增生的乳头状腺癌，异型细胞形成乳头状结构及含坏死物的囊肿样病变。肿瘤侵及静脉及末梢神经。

合并出血性囊肿的胰腺癌

胰腺

局限性

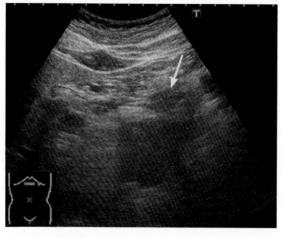

US

胰体部直径 56mm、轮廓轻度凹凸不平的低回声肿瘤 （—➤）。

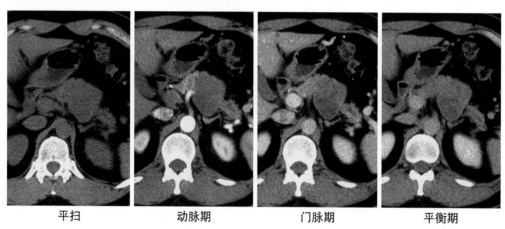

| 平扫 | 动脉期 | 门脉期 | 平衡期 |

CT

肿瘤延迟强化。肿瘤的腹侧较背侧强化明显。

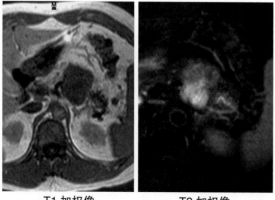

T1 加权像　　　　　T2 加权像

MRI

T1 加权像整体为低信号。T2 加权像肿瘤的背侧为高信号，腹侧为稍高信号。

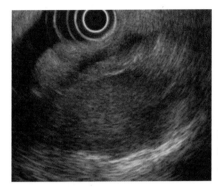

EUS
轮廓轻度凹凸不平的低回声肿瘤，内部基本均匀一致。主胰管因肿瘤压迫而扩张。

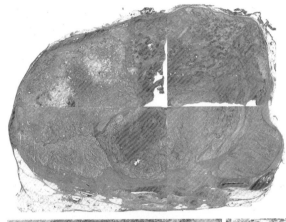

病理

切除标本的放大像：有薄包膜的肿瘤，可见细胞密集部位和稀疏部位。

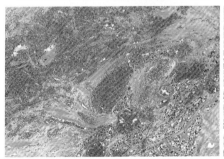

HE（低倍放大）

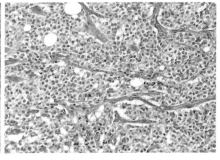

HE（高倍放大）

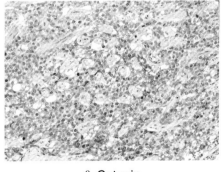

β-Catenin

组织学所见：肿瘤细胞为有小类圆形核的细胞，部分呈假乳头状增生。中心附近有出血。β-Catenin 阳性，诊断为实性假乳头状肿瘤（SPN）。

SPN

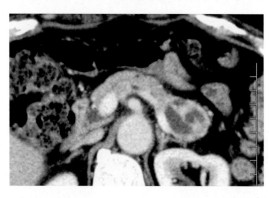

CT（门脉期）

与胰尾部一致的 35mm×28mm 大小的实性囊性混合的肿瘤性病变，实性部分强化。

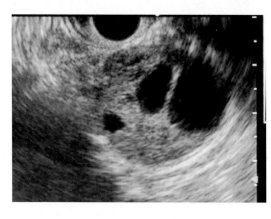

EUS

边界清楚、内部实性囊性混合存在的低回声肿瘤性病变。

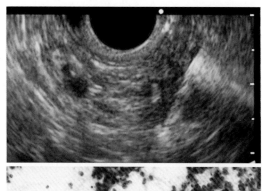

EUS-FNA

避开囊性部分，行实性部分穿刺。

细胞学检查显示微细血管结缔组织间质呈树枝状排列，梭形上皮细胞以间质为轴呈乳头状排列。

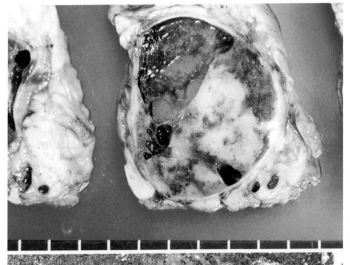

病理

肉眼所见： 有纤维包膜的肿瘤组织，内部由实性部分和伴出血的囊性部分构成。

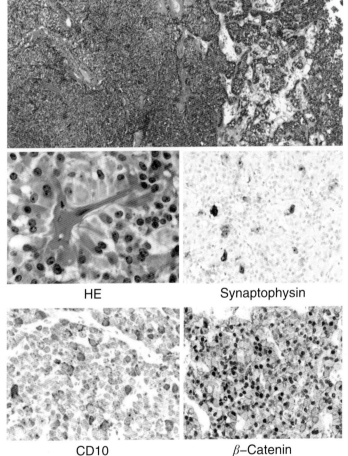

HE	Synaptophysin
CD10	β–Catenin

组织学所见： 肿瘤为有实性部分和血管性间质的假乳头状增生性病变。CD10 及 β–Catenin 强阳性，诊断为实性假乳头状肿瘤（SPN）。

SPN

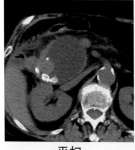

平扫　　　　　　　　动脉期

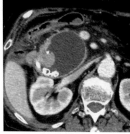

门脉期

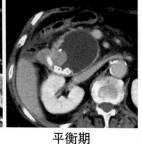

平衡期

CT

胰头部 5cm 大小的囊肿样病变，与主胰管有连续性。可见向囊腔内突出、持续强化的 2cm 大小的实性病变。另外有多个结石。

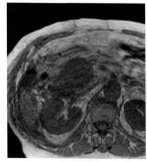

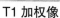

T1 加权像　　　　　　T2 加权像

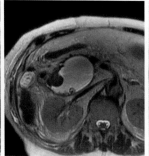

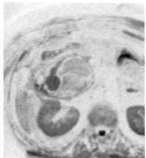

弥散加权成像

MRI

胰头部囊肿样病变，囊肿内 T1 加权像为低信号，T2 加权像为高信号。此外，弥散加权成像显示囊肿内实性成分部位弥散功能低下。

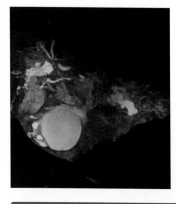

MRCP

胰头部有囊肿，自体部到尾侧的主胰管扩张。

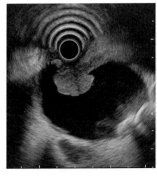 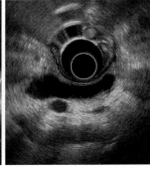

EUS

胰头部有 65mm 大小的巨大囊肿样病变，内部有结石及胆泥淤积。有向囊腔内突出的低回声肿瘤。可见因胰头部囊肿所致的尾部胰管扩张（8mm）。

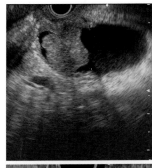

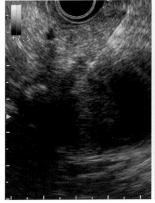 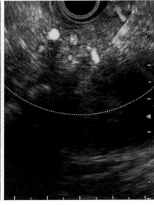

EUS–FNA

于十二指肠降部对低回声性肿瘤用 25G Echo Tip 进行 1 次穿刺。

 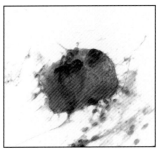

病理

细胞学检查：找到富含黏液的腺癌细胞，可见多形性或大型多核细胞。诊断为间变癌。

胰腺间变癌

胰腺

局限性

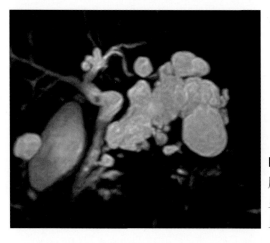

MRCP

胰头部主胰管重度狭窄，尾侧胰管明显扩张。狭窄部附近，体部和尾部可见多个囊肿。

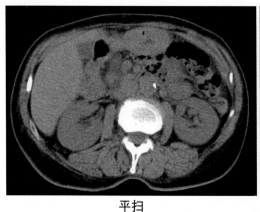 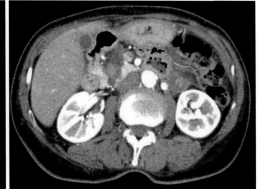

平扫　　　　　　　　　　　　　动脉期

CT

胰头部有早期强化的肿瘤，尾侧胰管扩张。

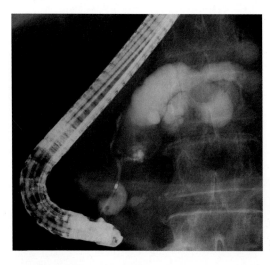

ERP

胰头部主胰管重度狭窄，狭窄部的分支胰管未显影。尾侧扩张的胰管周围囊肿样病变显影。

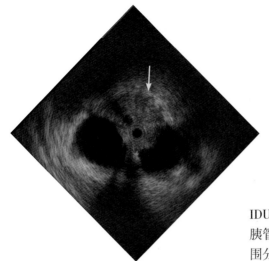

IDUS
胰管狭窄部位有低回声肿瘤（——▶），周
围分支胰管显著扩张。

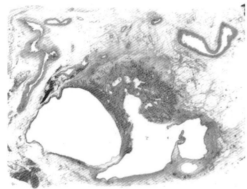

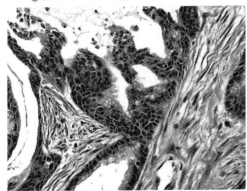

肿瘤部

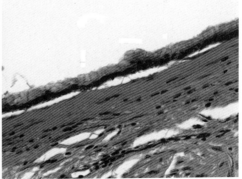

囊肿壁

病理

放大像、组织学所见：胰管狭窄部有肿瘤，肿瘤部伴不规则腺管增生和间质纤维增生。不规则腺管由 N/C 比值增高的异型上皮构成，为高分化型腺癌。

周围扩张的囊肿被覆单层上皮。诊断为胰腺癌伴发的潴留囊肿。

胰腺癌伴发的潴留囊肿

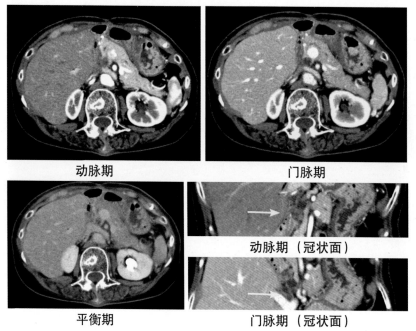

动脉期　　　　　　　　　　门脉期

平衡期

动脉期（冠状面）

门脉期（冠状面）

CT

胰头部 15mm 大小的类圆形囊肿样病变。紧邻的足侧轻度强化的 20mm
大小的肿瘤（——➤）。

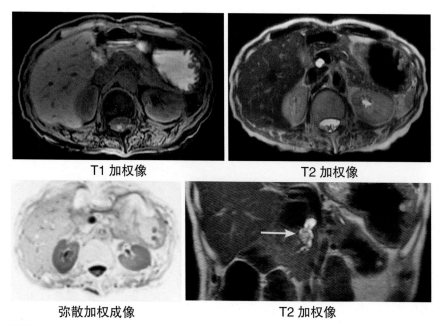

T1 加权像　　　　　　　　　T2 加权像

弥散加权成像　　　　　　　　T2 加权像

MRI

胰头部囊肿样病变的足侧，T2 加权像可见呈略高信号的实性肿瘤（——➤），
同部位弥散功能低下。

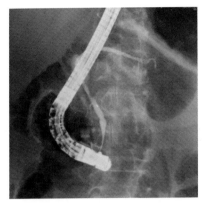

ERCP
主胰管内有考虑为少量黏液的透亮影，扩张的分支胰管未显影。

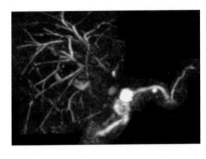

MRCP
囊肿内实性和囊性混合存在。

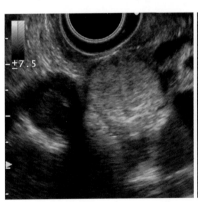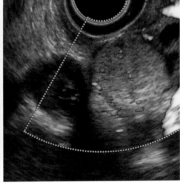

EUS
囊肿内伴血流的高回声实性成分。

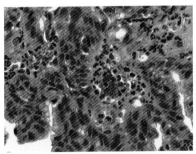

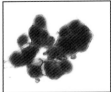

病理

组织学所见：对实性成分行 EUS-FNA，可见胞浆内有黏液、核异型明显的矮柱状肿瘤细胞增生，形成乳头状结构。诊断为胰管内乳头状黏液性肿瘤（IPMN）来源的腺癌。

IPMN（腺癌）

实性囊性混合　类圆形

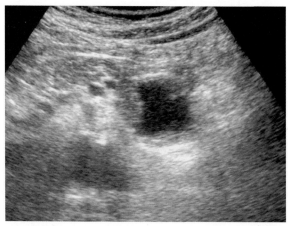

US
胰体部可见类圆形实性囊性混合的肿瘤影。

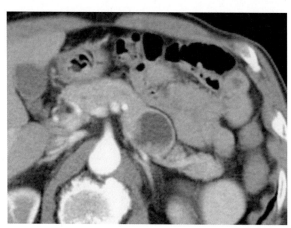

CT（动脉期）
实性部分早期开始强化。

专栏　**胰腺实性肿瘤的囊性变**

　　实性肿瘤的囊性变多见于多血性肿瘤，推测在血运丰富的肿瘤中心部，因供给肿瘤营养的血液供给跟不上肿瘤的增生速度而发生的。虽然一般见于较大型肿瘤，但是在神经内分泌肿瘤，甚至较小的病变中，也有几乎见不到实性成分的病例。表中记载了容易引起囊性变的肿瘤。

　　神经内分泌肿瘤常引起出血改变，囊性肿瘤形态罕见。在 MEN type1 中较多见。影像学特点是在增强 CT 及 MRI 上残留囊肿边缘的强化影。

　　淋巴上皮瘤是发生于胰腺内的单房或多房性囊肿样病变，特点是内部有鳞状上皮，外侧有淋巴组织。内部有时可见"豆渣状"角化物，有时会被误认为是肿瘤成分。

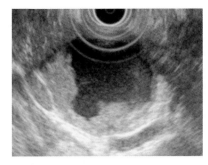

EUS
边缘有实性部分。

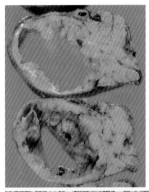

病理

肉眼所见：切面边缘有黄白色实性部分。

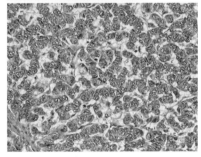

组织学所见：肿大不规整核的肿瘤细胞
呈小梁状、铺路石状增生。为神经内分
泌肿瘤（NET）的囊性变。

NET 的囊性变

对于胰体尾部异位性脾脏中的上皮样囊肿，病变为单房性或多房性，内容液呈浆液性到角珠样的多样化表现。CT 增强、MRI 显示囊肿周围与脾脏呈同等程度强化，MRI 弥散加权成像的特点是与脾脏同样的阳性显像。

表　易发生囊性变的肿瘤

	高频率的病变	低频率的病变
良性疾病	IPMN NEN SCN	SPN IPMN 和炎症性肿瘤 上皮样囊肿 淋巴上皮囊肿 ITPN
恶性疾病	胰腺癌 IPMN 来源的胰腺癌	胰腺癌伴发的潴留囊肿 ITPN 来源的胰腺癌

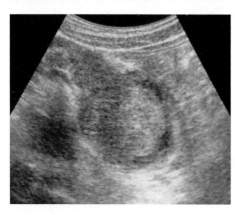

US

胰体尾部实性囊性混合的类圆形肿瘤影。实性成分几乎充满囊腔。

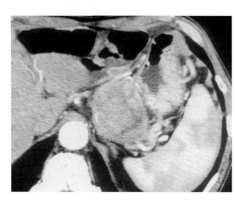

CT（动脉期）

实性部分明显强化。

专栏　发生于胰腺的罕见肿瘤

（1）并发肿瘤（combined tumor）

并发肿瘤是指外分泌肿瘤和神经内分泌肿瘤混合存在于同一个肿瘤内或并发的肿瘤，提示所谓的中间细胞（intermediate cell）来源。有胰管癌和神经内分泌癌混合存在的胰管神经内分泌癌（duct-neuroendocrine carcinoma），混合性腺神经内分泌癌（mixed adenoneuroendocrine carcinoma，MANEC），胰管癌、神经内分泌癌和腺泡细胞癌混合存在的胰管神经内分泌腺泡细胞癌（duct-neuroendocrine acinar cell carcinoma）等。还包括发生于多中心的外分泌肿瘤和神经内分泌肿瘤的冲突肿瘤，有时很难进行区分。

（2）胰母细胞瘤（pancreatoblastoma）

好发于 5 岁左右，成人病例极罕见。好发于日本人或东方人。成人病例的平均年龄为 37 岁（18~78 岁），无性别差异，多发生于胰头部。症状有腹痛、体重下降、黄疸等，也有因腹部肿瘤而被发现的。肿瘤呈分叶状及膨胀性生长，实性成分和囊性成分混合存在，伴出血或坏死，边界清楚的有包膜形态。CT 增强显示为边界清楚的类圆形肿瘤，有包膜和钙化，内部强化不均。MRI 的 T1 加权像为低信号至等信号，T2

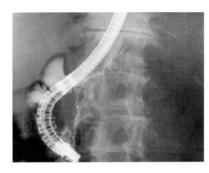

ERP
体部主胰管闭塞。

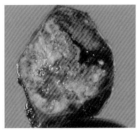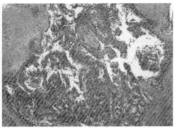

（病理）

肉眼所见：肿瘤位于主胰管内，伴浸润和出血。

组织学所见：肿瘤为黏液产生缺乏的管状腺癌，一部分越过胰管壁浸润至胰腺实质。为胰管内管状乳头状肿瘤（ITPN）的腺癌。

ITPN（腺癌）

加权像为高信号，内部信号不均。成人病例的血清 LD（LDH）、α_1-Antitrypsin 和 AFP 值多在正常范围内，也有升高的情况。病理学上有类圆形到梭形、核染色质增加的异型核的肿瘤细胞呈铺路石状改变，伴角化巢或鳞状巢/桑葚样改变（squamoid nest/morule）。肿瘤细胞除了 β-Catenin 阳性外，CD10、p63 和 p40 阳性，内分泌标志物阴性。

（3）浆细胞瘤（plasmacytoma）

浆细胞瘤是 B 淋巴细胞来源的浆细胞引起肿瘤性增生，分为：①多发性骨髓瘤；②孤立性骨髓瘤；③髓外浆细胞瘤；④浆细胞性白血病。胰腺来源的浆细胞瘤很少，为髓外浆细胞瘤，占浆细胞瘤的 3%～4%。髓外浆细胞瘤的诊断标准：①肿瘤性浆细胞瘤形成髓外肿瘤；②组织学上为正常骨髓象；③正常的全身长骨；④无浆细胞疾病引起的贫血、高钙血症和肾功能障碍；⑤血清、尿中未见免疫球蛋白抗体的单克隆增生。好发部位有鼻咽部、上呼吸道和软组织等，胰腺来源的罕见。60 多岁男性略多见，多发性骨髓瘤的髓外病变占 60% 以上。US 为低回声，CT 增强为强化的肿瘤。放射线敏感性高，放疗为首选，化疗有时也有效。

实性囊性混合　凹凸不平　　　　　　　　　　　　　**50 多岁，男性**

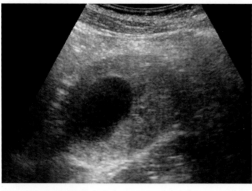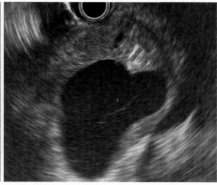

US（左）/ EUS（右）

胰头部边界清楚、有包膜的类圆形肿瘤性病变。中心部有形态不规整、回声均匀的囊性变。

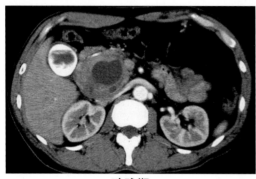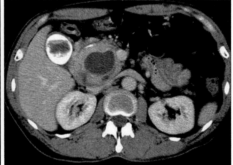

动脉期　　　　　　　　　　　　　　　门脉期

CT

胰头部的肿瘤性病变的壁从动脉期至门脉期呈均匀强化，内部有均匀囊性成分。

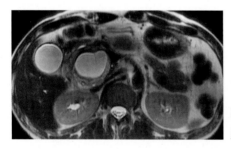

MRI（T2 加权像）

肿瘤内部的囊性成分呈均匀高信号。

专栏　错构瘤

　　正常构成组织在发育过程中增生出现组织学上的畸形，伴大量的异常或结构异常。无特征性影像学改变，多数术前组织学诊断困难。

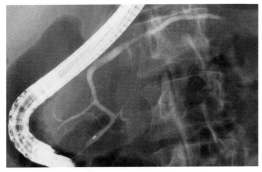

ERP
胰管未见异常。

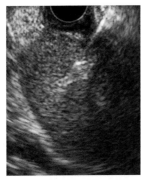 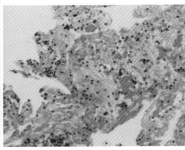

EUS-FNA
对肿瘤的实性成分行 EUS-FNA，结果诊断为可疑神经内分泌肿瘤。

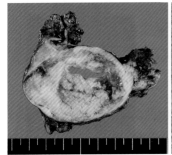 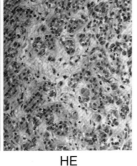

HE

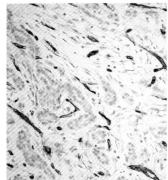 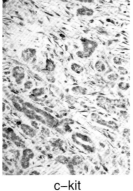

CD34　　　　　　　　c-kit

病理

胰头十二指肠切除的术后病理，肉眼上（左上）肿瘤内部有囊性变，实性部分在组织学上表现为腺泡细胞散在分布，小叶间可见平滑肌（右上）。Chromogranin A 和 Synaptophysin 阴性。CD34 及 c-kit 阳性，诊断为胰腺错构瘤。

胰腺错构瘤

实性囊性混合　凹凸不平　　　　　　　　　　　　　　　**60多岁，男性**

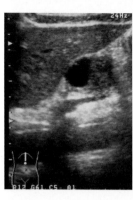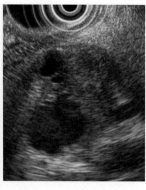

US（左）/ EUS（右）
胰头部形态不规整的类圆形肿瘤性病变，实性成分内混有凹凸不平的囊性成分。

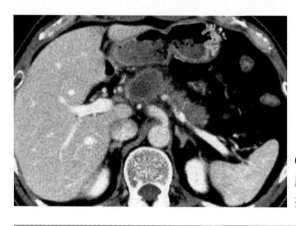

CT（动脉期）
胰头部可见内有囊性成分、轻度强化的类圆形肿瘤性病变。尾侧胰管未见扩张。

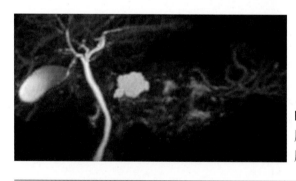

MRCP
胰头部凹凸不平的囊肿样病变。尾侧主胰管未见扩张。

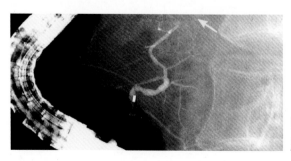

ERP
胰头部主胰管中断（─➤）。

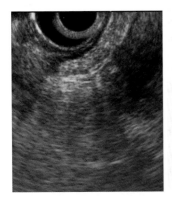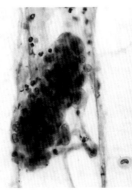

EUS-FNA
对肿瘤的实性部分行 EUS-FNA，结果判断为腺癌。

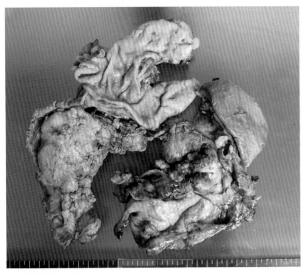

病理

肉眼所见： 最初行胰头十二指肠切除手术，但尾侧残留胰腺的术中快速病理检查结果 2 次阳性，行胰腺摘除术。

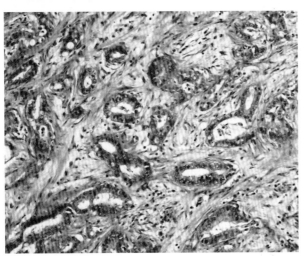

组织学所见： 从胰头部到胰尾部整个胰腺被癌取代。胰管内肿瘤也进展至尾侧。

胰腺整体癌

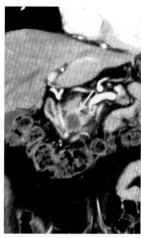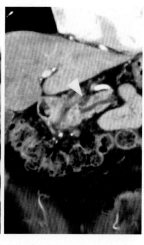

CT（动脉期，冠状面）
胰头部 20mm 大小的圆形乏血供肿瘤（→），尾侧主胰管扩张。肿瘤附近可见囊肿样病变（▶）。

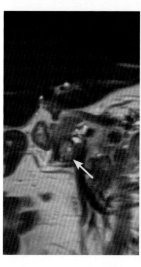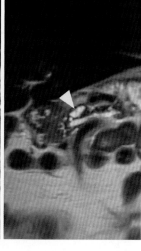

MRI（T2 加权像）
胰头部 20mm 大小的圆形低信号肿瘤（→）。尾侧主胰管扩张。肿瘤附近有与胰管交通的囊肿样病变（▶）。

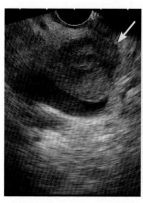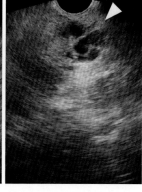

EUS
邻接肠系膜上静脉（SMV）的胰头部，可见 20mm 大小、边界较清楚、内部略不均匀低回声的肿瘤（→），肿瘤附近有与胰管交通的 15mm 大小的多房性囊肿样病变（▶）。

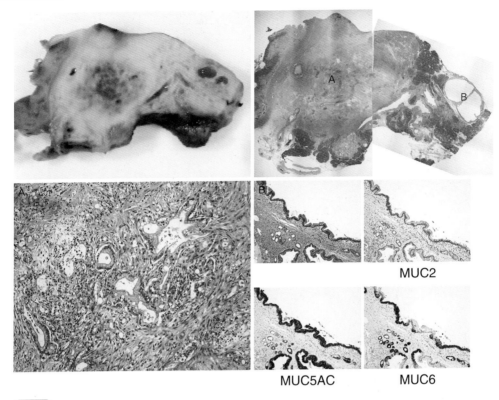

病理

肉眼所见： 胰头部 20mm 大小、边界略不清、伴内部坏死的白色肿瘤。与肿瘤邻近的区域可见 13mm 大小的房状扩张的分支胰管。

组织学所见： 白色肿瘤（A）为呈浸润性增生的中分化型管状腺癌，异型细胞伴纤维性间质反应、形成融合的不规则腺管。扩张的分支胰管内（B），黏液性上皮呈乳头状~平坦状增生，免疫组织学显示 MUC2 阴性，MUC5AC 阳性，MUC6 阳性，为胃型胰管内乳头状黏液性肿瘤（IPMN）所见。

综上，诊断为 IPMN 并发胰腺癌。

IPMN 并发胰腺癌

专栏 **IPMN 并发普通型胰腺癌**

  在 IPMN 中，有在 IPMN 远离部位发生普通型胰腺癌的病例。据日本胰腺学会报道，无壁内结节的分支型胰腺 IPMN 的年发生率为 0.41%，1cm 以内的为 1.1%。报道中也提到不出现 High-risk stigmata、worrisome features 的病例可能更多。此外，针对分支型 IPMN，经 US、CT、MRI 和 EUS 随诊观察，结果显示有普通型胰腺癌早期诊断的报道，据推测对 IPMN 进行仔细随诊观察可能与普通型胰腺癌的早期诊断相关联。IPMN 在影像学上表现为多房性囊肿样病变，故不仅要观察 IPMN 本身的改变，还要注意合并普通型胰管癌的表现，在进行影像学诊断时要关注包括与 IPMN 远隔部位的主胰管在内的胰腺整体的改变。

实性囊性混合 凹凸不平

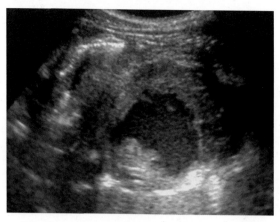

US
胰尾部有凹凸不平的实性囊性混合肿瘤影。

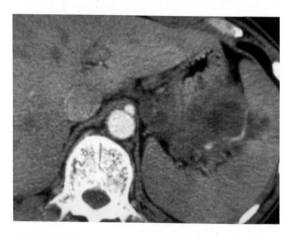

CT（动脉期）
病变为不规整的实性部分和囊肿混合存在。脾动脉可见 encasement（肿瘤包绕动脉）。

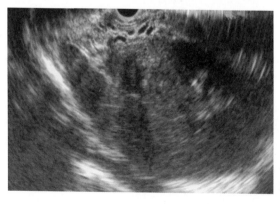

EUS
低回声的实性部分和不规整囊肿混合存在。

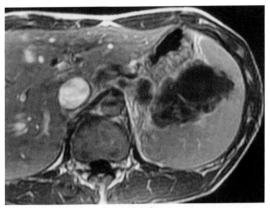

T1 加权像

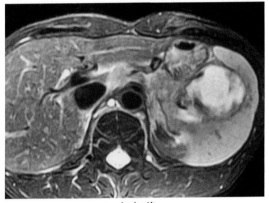

T2 加权像

MRI
T1 加权像为均匀低信号。T2 加权像为
高信号的形态不规整囊肿，以及周围呈
低信号的实性部分。

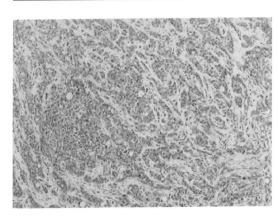

病理

活检： EUS-FNA 诊断为低分化型腺癌。
属于低分化型腺癌的囊性变。

伴囊性变的胰腺癌

胰腺

局限性

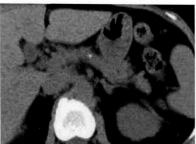 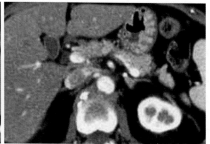

平扫   动脉期

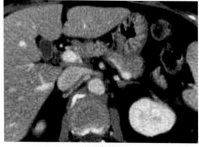

CT
胰体部仅见点状钙化，未检出主胰管扩张，胰腺内未明确肿瘤性病变。

门脉期

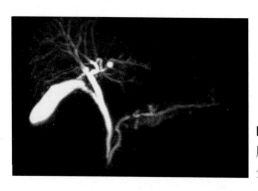

MRCP
胰体部主胰管有局限性狭窄，导致尾侧分支胰管扩张。

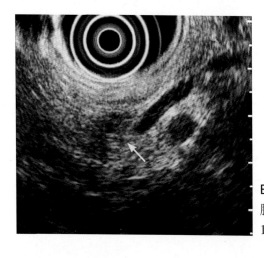

EUS
胰体部主胰管狭窄，在狭窄部附近10mm处有边界不清的低回声区。

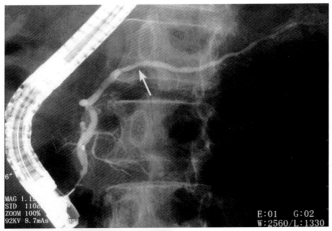

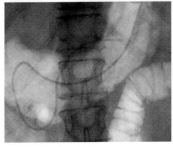
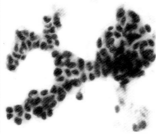

ERP

胰体部主胰管内可见局限性硬化影
（—→），同部位分支显影不佳。在
硬化影部位留置 ENPD 管，经多次
胰液连续抽吸细胞学活检（SPACE）
确认为腺癌。

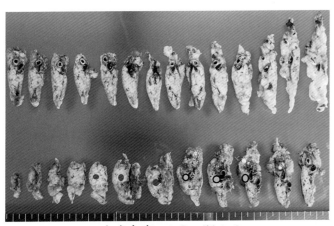

● 上皮内癌　　● PanIN 1-2

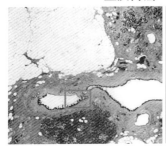
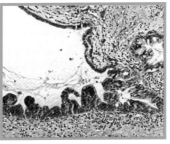

病理

肉眼所见：胰体尾部切除术后，切
除标本上的红点部位为上皮内癌，
尾侧可见 PanIN1-2 相当的异型
上皮。

组织学所见：伴核肿大的异型上皮
取代主胰管及分支胰管上皮，呈乳
头状增生，部分无间质的上皮仅呈
乳头状突出，呈上皮内癌表现。

胰腺上皮内癌

胰腺 局限性

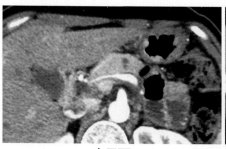
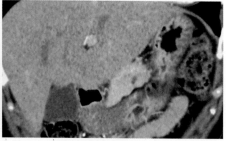

水平面　　　　　　　　　　　　管状面

CT（动脉期）

胰体部无强化的囊肿样病变。尾侧主胰管扩张不明显。

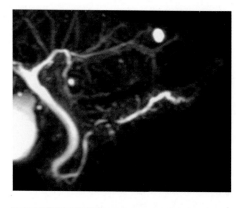

MRCP

在胰体部有 2 处不规整的主胰管狭窄，在尾侧的狭窄周围可见囊肿样病变。此外，因狭窄导致尾侧主胰管的信号较头侧略高。

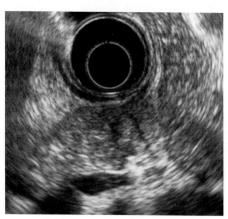

EUS

在胰体部有周围伴低回声带、形态不规整的肿瘤样病变。尾侧胰管扩张不明显。

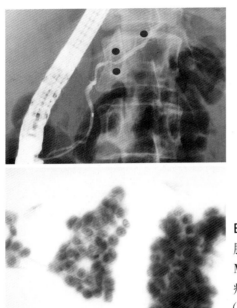

ERP

胰体部可见两处不规整的主胰管狭窄，MRCP 未显示尾侧狭窄周围的囊肿样病变。多次胰液连续抽吸细胞学活检（SPACE）结果阳性。红色标记为癌所在位置。

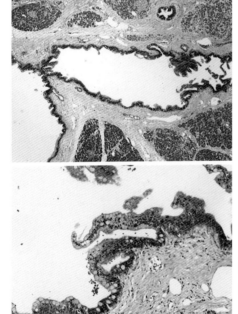

病理

组织学所见：与主胰管狭窄一致的上皮内癌。在尾侧造影无异常的部位也有上皮内癌。

胰腺上皮内癌

胰腺 局限性

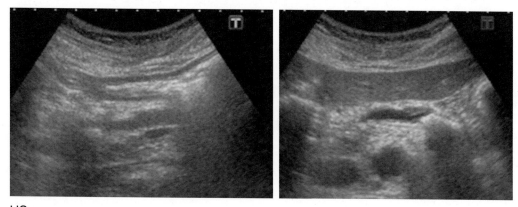

US

胰头部主胰管内有结石，尾侧胰管扩张。尾侧胰管内也可见结石。

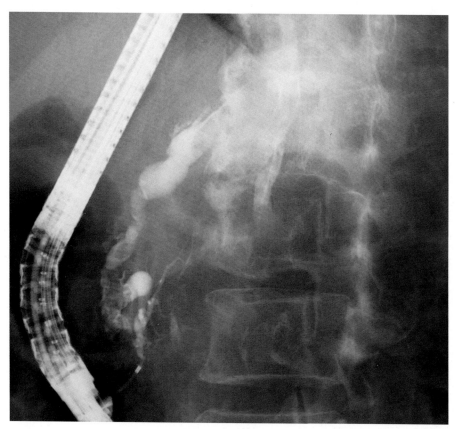

ERP

胰头部主胰管成襻。头部和体部主胰管内有透亮影（结石）。

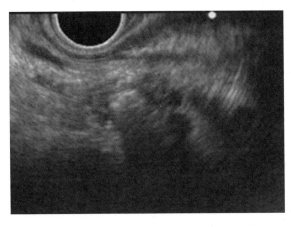

EUS

胰头部结石周围无肿瘤。

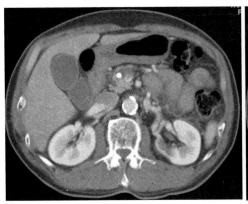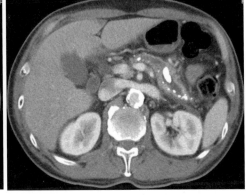

CT（动脉期）

与 US 一样，在主胰管内有结石，尾部胰腺实质内也可见小结石。

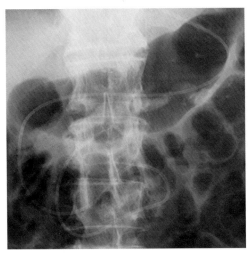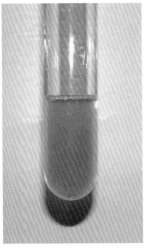

ENPD 留置后留取的胰液呈浑浊黄褐色。内毒素 Endotoxin 超过 2000pg/mL，细菌培养检出肺炎杆菌。

化脓性胰管炎

主胰管狭窄　　　　　　　　　　　　　　　　　　**50 多岁，男性**

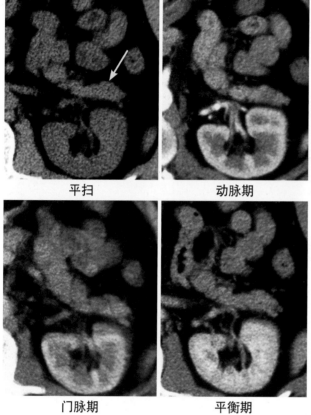

平扫　　　　　　　动脉期

门脉期　　　　　　平衡期

CT
胰尾部有 10mm 低密度区（——►），逐渐强化。

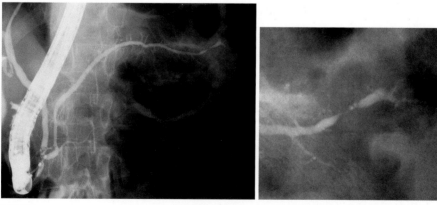

ERCP
胰尾部主胰管有局限性狭窄，走行偏位，但狭窄部的分支胰管显影不佳。

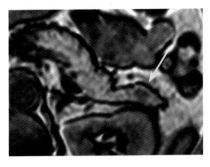

MRI（T1 加权像）
胰尾部有低信号区。

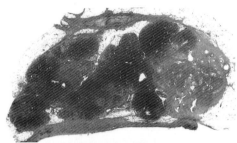

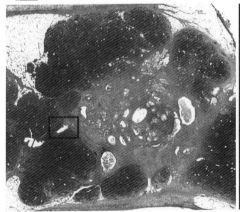

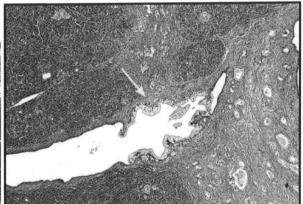

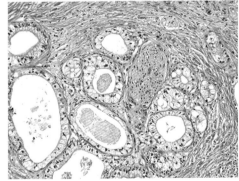

HE

病理

放大像： 伴纤维化的直径 11mm 的肿瘤，腺管结构显著。

组织学所见： 为高分化至中分化的管状腺癌，有神经浸润。直接浸润至主胰管内（━►）。未见淋巴结转移。

胰腺癌（Stage IA）

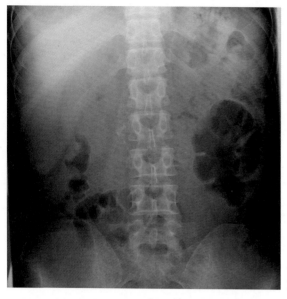

腹部普通 X 线片
第 2 腰椎旁有钙化。

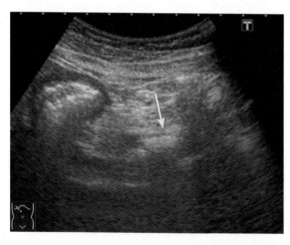

US
扩张的胰头部主胰管内可见伴声影的高回声
（——➤）。

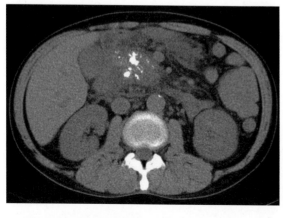

CT（平扫）
肿大的胰头部有钙化，诊断为合并胰石的慢
性胰腺炎。

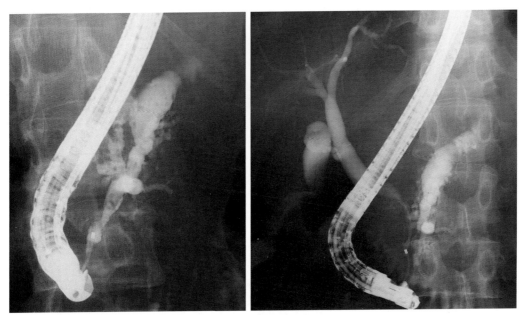

ERCP

扩张的胰头部主胰管和分支胰管内有透亮影。主胰管、分支胰管广泛狭窄，形态不规整。胰内胆管呈平滑狭窄。

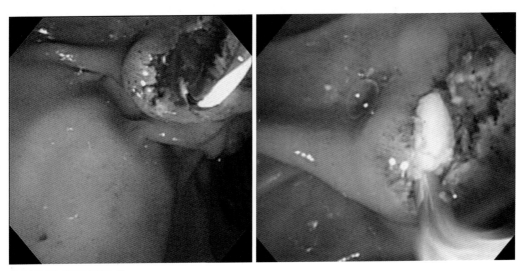

内镜下胰管口切开术

内镜下乳头切开术（胰管口切开）后通过球囊导管碎石。

胰石

胰腺

局限性

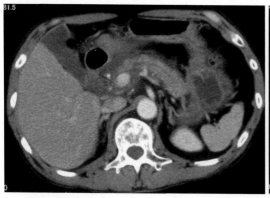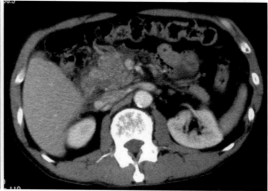

CT（门脉期）

胰头部主胰管扩张，体尾部明显。

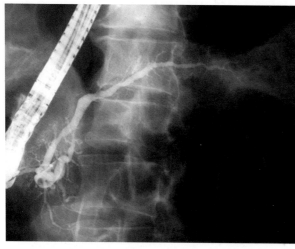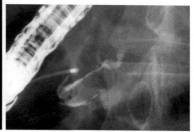

ERP

胰头部主胰管成襻。扩张的胰管内有透亮影。

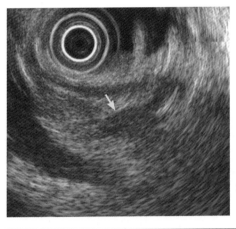

EUS

扩张的胰头部主胰管内可见稍低回声区（→）。

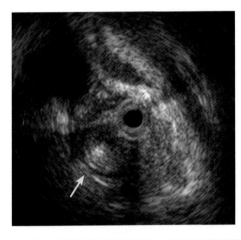

IDUS

同一部分可见伴高回声的低回声肿瘤（→）。

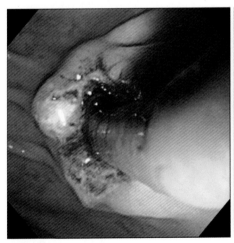
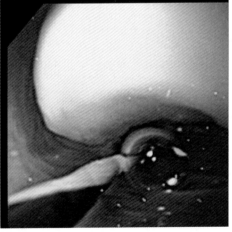

POPS

内镜下乳头切开术后（胰管口切开）经 POPS 确认蛋白栓，用球囊导管去除。

胰管内蛋白栓

主胰管内透亮影   **50 多岁，男性**

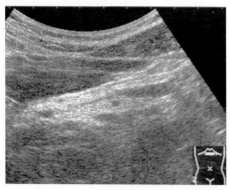

US
体部至尾部主胰管显著扩张。

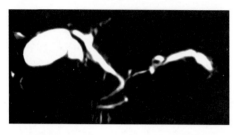

MRCP
胰体部扩张部位的乳头侧分支胰管扩张。

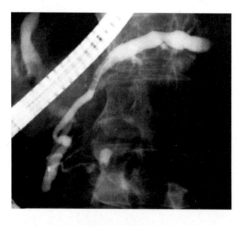

ERCP
胰体部主胰管内有结节状隆起，尾侧胰
管扩张。

专栏 **胰腺上皮内癌**

　　胰腺上皮内癌是可以期待长期预后的胰腺癌，癌症仅存在于胰管上皮内，很难直接
显影。2017 年胰腺癌早期诊断研讨会报道了 51 例，有症状的病例占 25%，肿瘤标志
物升高为 0，对于《胰腺癌诊疗指南 2016 版》中确定的风险因子，吸烟和 IPMN 各占
39.2%，糖尿病占 25.5%，慢性胰腺炎占 31.4%。在影像学特点中，胰管扩张占比分
别为 US：76.5%，CT：72%，MRI：73.9%，EUS：85.4%，ERCP：83%。胰管
狭窄占比分别为 EUS：68.3%，ERCP：83%。此外，CT 增强可见局限性胰腺萎缩，
脂肪沉积占比分别 42%。通过内镜下经鼻胰管引流（ENPD）的胰液细胞学检查确定
诊断占 72.2%。有报道称，通过影像学与病理所见进行对比，由于上皮内癌的胰管周

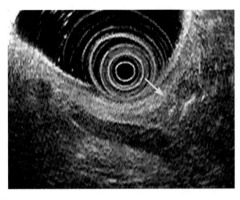

EUS
扩张的体部主胰管内可见结节（➡）。

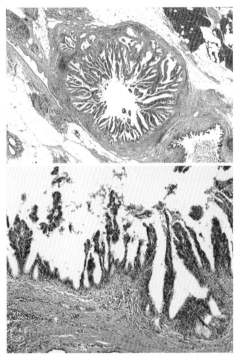

病理

组织学所见：胰体部主胰管内乳头状腺
癌。癌局限于上皮内。

胰腺上皮内癌

围可见局限性炎症、纤维化和脂肪组织沉积，使得在 EUS 下该部位呈稍低回声区
而有被检出的可能。对于胰腺上皮内癌的诊断，作为间接表现，局限性胰管狭窄、
扩张和囊肿样病变可通过非侵袭性的 CT、EUS 和 ERCP 等被检出，利用 ERCP
进行多次胰液连续抽吸细胞学活检（SPACE）是非常有意义的确诊方法。

参考文献

菅野敦，正宗淳，花田敬士，他：膵癌早期診断の現状—膵癌早期診断研讨会多施設研究の結
果，膵臓 32: 16–22, 2017.

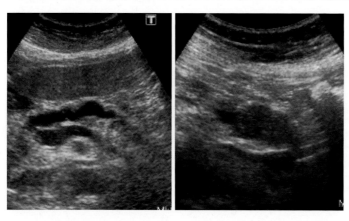

US
主胰管扩张和颈部主胰管内有低回声肿瘤。

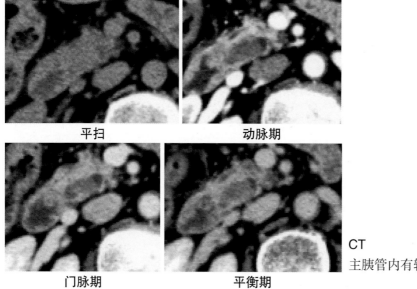

平扫   动脉期

门脉期   平衡期

CT
主胰管内有轻度强化的肿瘤。

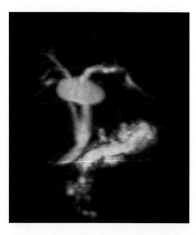

MRCP
主胰管内有信号缺损，可疑主胰管内肿瘤。

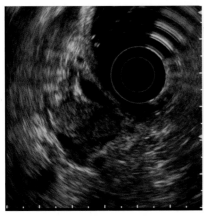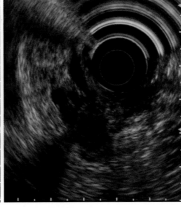

EUS
主胰管内低回声肿瘤，
与周围胰腺实质连续。

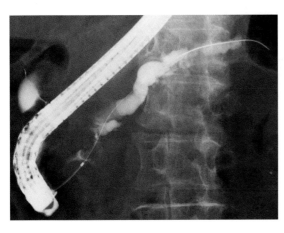

ERP
主胰管内有透亮影。

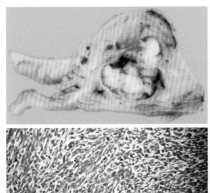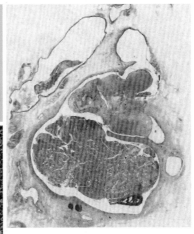

病理

肉眼所见（左上）为主胰管内肿瘤，组织学所见（右，
左下）可见部分癌肉瘤（carcinosarcoma）成分。

胰腺间变癌

胰腺

局限性

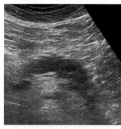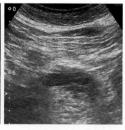

US
主胰管扩张和胰管壁增厚。

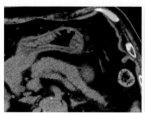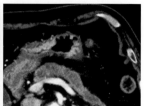

平扫　　　　　　　　动脉期

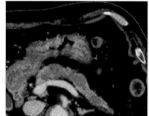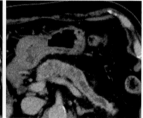

门脉期　　　　　　　平衡期

CT
胰腺整体萎缩，胰管扩张。可见沿胰管壁或主胰管内强化的区域。

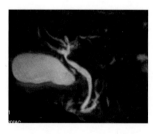

MRCP
主胰管内径大小不一。

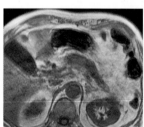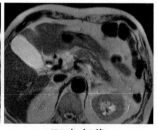

T1 加权像　　　　　　T2 加权像

MRI
T2 加权像可见胰管的轻度扩张和狭小化。

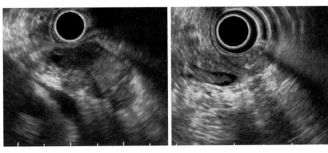

EUS

主胰管内充满肿瘤，连接于周围的胰腺实质。尾部主胰管
内有与胰管分离的肿瘤。

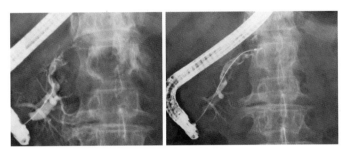

ERP

胰头部至尾部存在多发透亮影。

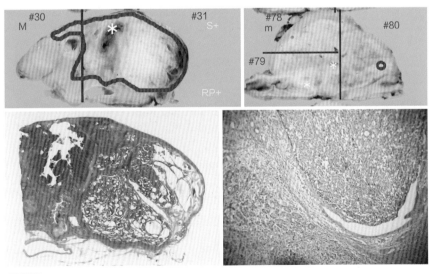

病理

肉眼所见（上段）为白色肿瘤，组织学上为腺泡细胞癌（acinar cell carcinoma）表现。在主
胰管内连续延伸。

腺泡细胞癌

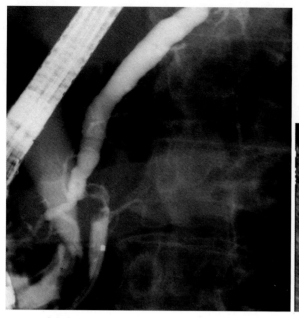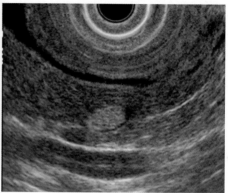

ERCP（左）

主胰管弥漫性扩张及胰头部主胰管内透亮影。

EUS（右）

主胰管内高回声肿瘤影。

专栏 **IPMN 和 ITPN**

疾病概念、病理 IPMN（intraductal papillary-mucinous neoplasm of the pancreas）是 1982 年由大桥、高木等报道的与黏液性胰腺癌基本相同的疾病。肉眼上是以含黏液的胰管扩张为特征的胰管上皮性肿瘤，分为病变主体在主胰管的主胰管型、位于分支的分支型以及两者混合存在的混合型。扩张的胰管内侧面可见各种乳头状结构以及有异型的肿瘤性上皮增生。上皮异型程度未达到上皮内癌的为胰管内乳头状黏液性腺瘤，与上皮内癌相当时为胰管内乳头状黏液性腺癌（非浸润性），浸润至胰管壁或壁外时为胰管内乳头状黏液性腺癌（浸润性）。肿瘤上皮分为 3 个亚型：①胃小凹上皮或幽门腺上皮样胃型；②肠杯状细胞或绒毛状肿瘤样肠型；③复杂且结构不规整的嗜酸细胞型。

ITPN（intraductal tubulopapillary neoplasm of the pancreas）是在扩张胰管内被卷入呈实性结节状增生的肿瘤，肉眼未见黏液。组织学上立方体上皮呈管状或乳头状团块样增生。频繁发生坏死，有时有出血。肿瘤细胞异型明显、异型度一致，相当于上皮内癌。未见浸润时属于胰管内管状乳头状腺癌（非浸润性），可见浸润至胰管壁或胰管壁外时属于胰管内管状乳头状腺癌（浸润性）。另外，无异型度较低、相当于腺瘤的相关报道。为了与管状增生型的腺泡细胞癌相鉴别，进行免疫染色，可确认腺泡细胞标志物胰蛋白酶 Trypsin 阴性。与 IPMN 的鉴别有意义的所见包括：肉

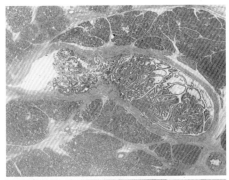

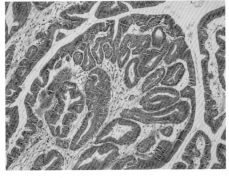

病理

主胰管内伴轻度异型的乳头状肿瘤。
为胰管内乳头状黏液性肿瘤（IPMN）
的腺瘤。

IPMN（腺瘤）

眼上未见黏液，细胞内黏液缺乏以及免疫组织化学 MUC5AC 阴性。

临床表现 多见于老年男性，好发于胰腺头部和钩突部，也发生于女性和胰腺体尾部。有时因急性胰腺炎样发作而被发现，无症状但因体检等行超声检查而被发现的病例也在逐渐增加。

诊断 如果证明有特征性十二指肠乳头所见（乳头肿大、开口部扩张、黏液排出）和胰管影像（弥漫性主胰管扩张、分支的囊性扩张和透亮影），则诊断容易。US、CT 和 MRCP 可检出胰管扩张，ERCP 或 EUS 可确定诊断。ITPN 适合手术治疗。IPMN 在 2017 年的《国际诊疗指南》中，主胰管型的胰管直径在10mm 以上、分支型有闭塞性黄疸及有强化的壁内结节为手术适应证。主胰管直径为 5~9mm，合并胰腺炎，扩张的分支胰管（囊肿）直径 > 3cm，囊壁增厚，无强化的壁内结节，伴尾侧胰腺萎缩的主胰管直径急剧改变时，有必要进行超声内镜的精查。

治疗 关于 IPMN 的手术，也正在探讨避开术后复发风险的适宜术式。另外，针对随诊观察病例中出现的肿瘤进展及合并胰腺癌的情况，期待日本国内多中心前瞻性随诊观察的研究结果。

主胰管扩张

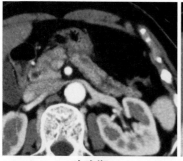

动脉期　　　门脉期

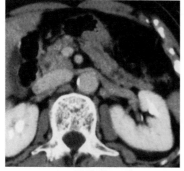

CT

胰体部至尾部的主胰管扩张。主胰管周围散在轻度强化的小结节。胰头部主胰管形状不明显，未见明确的肿瘤性病变。

平衡期

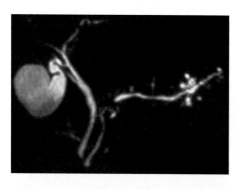

MRCP

胰头部主胰管局限性狭窄及尾侧主胰管扩张。胰体尾部可见与主胰管有交通的囊肿样病变。

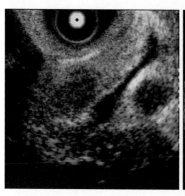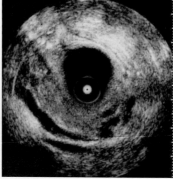

EUS

从十二指肠降部观察，胰头部可见 9mm 大小、边界不清的低回声性肿瘤（左）。从胃内观察，可见从胰体部至尾部主胰管弥漫性扩张及分支胰管的扩张（右）。

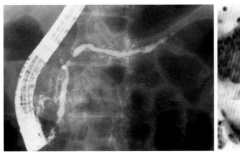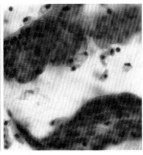

ERP

胰头部主胰管有 10mm 长的局限性不规整狭窄，伴尾侧主胰管
扩张。胰液细胞学检查诊断为腺癌。

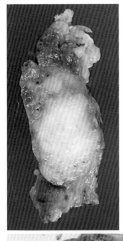

病理

肉眼所见：10mm 大小、边界略不清的
白色实性肿瘤。

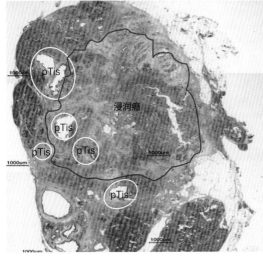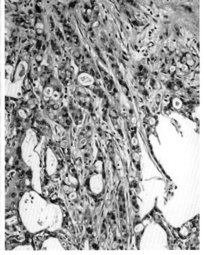

组织学所见：放大像可见浸润癌及其周边的上皮内癌。浸润部分呈中分化管状腺
癌表现。

胰腺癌（Stage IA）

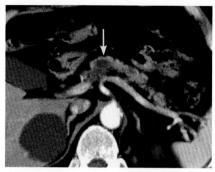

CT（动脉期）

胰体部主胰管局限性扩张（→）。

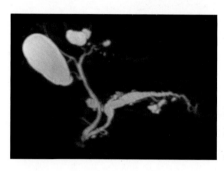

MRCP

在胰体部局限性主胰管扩张的基础上，
胰头部及胰尾部可见多房性囊肿。

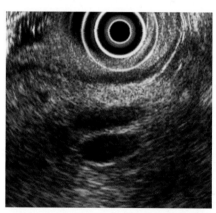

EUS

胰体部可见局限性胰管扩张，但胰管内
未见肿瘤性病变。

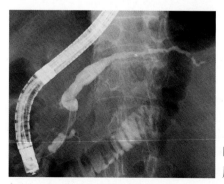

ERP

胰管内有黏液，胰液细胞学检查为 class V。

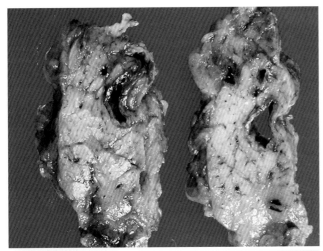

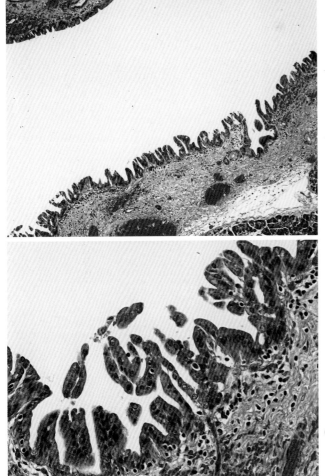

病理

肉眼所见：主胰管扩张，内有黏液。

组织学所见：与主胰管上皮一致的N/C
比值增高的小型肿瘤细胞呈假层样
（pseudostratification）增生改变。为胰
管内乳头状黏液性肿瘤（IPMN）的非
浸润性腺癌。

IPMN（腺癌，非浸润性）

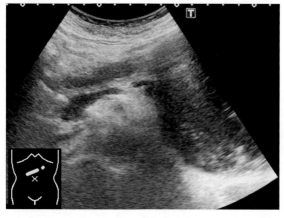

US

胰尾部有囊肿样病变，伴胆泥样回声。头侧的主胰管显著扩张。

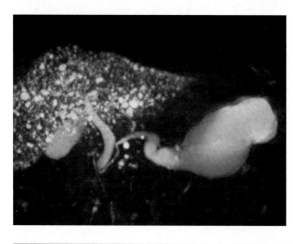

MRCP

胰尾部主胰管呈囊性扩张，头部散在小囊肿。肝两个叶可见无数个小囊肿样病变（胆管错构瘤）。

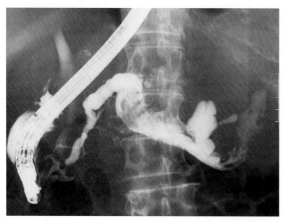

ERCP

胰尾部主胰管呈囊性扩张，可见考虑为黏液的透亮影。头侧主胰管也扩张。

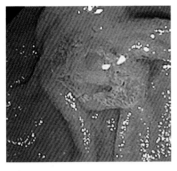

十二指肠内镜检查
十二指肠主乳头肿大，从明显扩大的开口部有黏液排出。

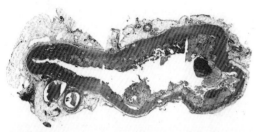

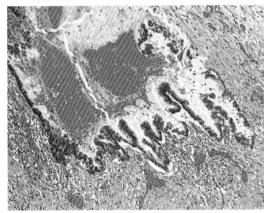

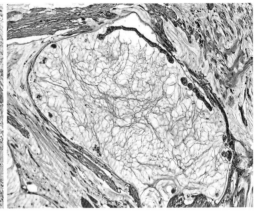

病理

切除固定标本的放大像，扩张的体尾部主胰管内有黏液潴留，为伴微小浸润的乳头状腺癌，黏液湖内漂浮癌团块。根据以上表现，诊断为主胰管型胰管内乳头状黏液性肿瘤（IPMN）（腺癌）。

主胰管型 IPMN（腺癌）

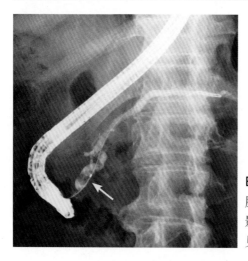

ERP

胰头部主胰管局限性扩张，内部有透亮影（—►）。主胰管的胰管口无扩张，未见黏液流出。

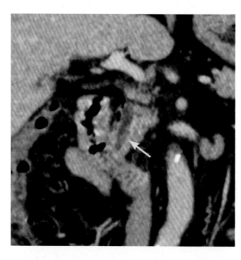

CT（门脉期，冠状面）

扩张的胰头部主胰管内可见强化的结节（—►）。

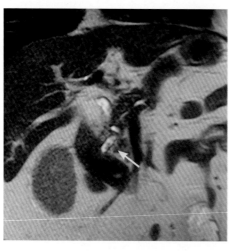

MRI（T2加权像，冠状面）

扩张的胰头部主胰管内有充盈缺损（—►）。

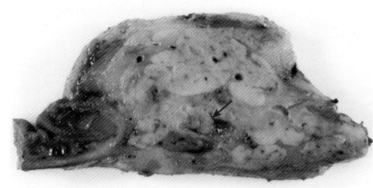

病理

肉眼所见：主胰管扩张，内部可见黏液和实性成分（——►）。

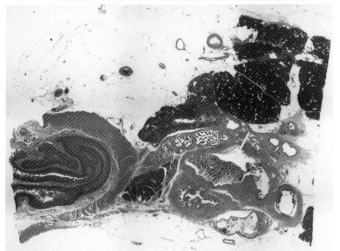

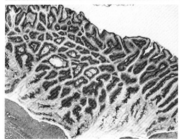

HE

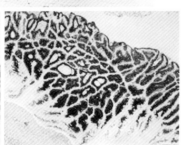

MUC2

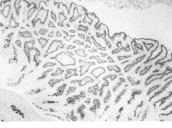

MUC5AC

MUC6

组织学所见：扩张的主胰管内呈乳头状增生的肿瘤（——►）。肿瘤上皮增厚，细胞内富含黏液，核呈梭形，呈假复层化。免疫组织学显示 MUC2 阳性，MUC5AC 阳性，MUC6 阴性，诊断为肠型胰管内乳头状黏液性肿瘤（IPMN）的腺瘤。

主胰管型 IPMN（腺瘤）

主胰管扩张　　　　　　　　　　　　　　　　　　　　　　**80 多岁，男性**

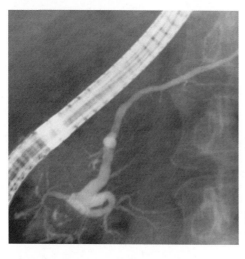

ERCP

可见胰头部主胰管的扩张及透亮影。

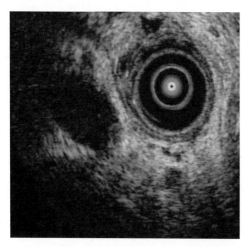

EUS

胰头部主胰管内可见略高回声的肿瘤影。

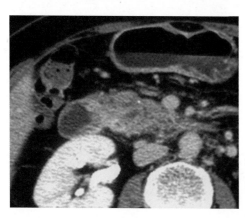

CT（门脉期）

头部主胰管扩张和十二指肠乳头部有强化
的肿瘤影。

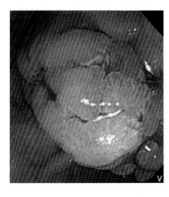

十二指肠内镜检查
乳头部可见部分露出的肿瘤。

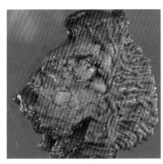
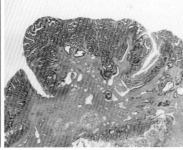

病理

肉眼所见：切开主胰管可见从乳头部到主胰管内的肿瘤。

组织学所见：乳头部伴异型的乳头状管状腺癌。深度在黏膜内（m）。

十二指肠乳头部癌

专栏　腺泡细胞癌

疾病概念、病理　胰腺组织中腺泡细胞约占85%，而腺泡细胞癌约占整个胰腺肿瘤的0.4%。是切面呈灰白色或黄褐色的实性肿瘤。多引起出血或坏死。肿瘤细胞类似于嗜酸性（常为颗粒状）腺泡细胞。多呈腺泡结构，有时也由腺样结构、筛状结构和实性细胞团构成。一般为间质少的髓样改变，免疫组织化学显示针对胰蛋白酶 Trypsin、BCL10 等的抗体阳性，黏液阴性。电镜下胞体内有酶原（zymogen）颗粒。

临床表现　平均年龄60岁，男女比为2∶1，男性居多。无特异性症状，无浸润性，因呈膨胀性生长，长大以前很难出现黄疸等症状。在有肝转移的病例中，有血清脂肪酶（Lipase）产生过剩而发生肿瘤伴随综合征（皮下脂肪坏死，多发性关节炎等）的报道。

诊断　血清脂肪酶（Lipase）、胰蛋白酶（Trypsin）和 AFP 升高，US 下为低回声，如果引起出血或坏死则回声不均。CT 表现为边界较清的实性肿瘤形态，内部多伴有不规整的低密度区，增强状态下也较周围正常胰腺组织弱。内部无强化部分反映了肿瘤内的出血或坏死。ERCP 下有胰管压迫，闭塞较少见。虽说罕见，但也有向胰管内生长的报道。

治疗　原则上行外科切除。在日本切除病例的5年生存率为44%，中位生存期为41个月，与普通型腺癌相比预后良好。

主胰管扩张

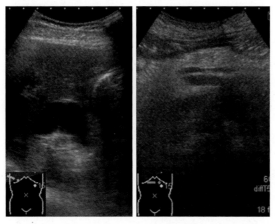

US
胆管显著扩张及胰管轻度扩张。

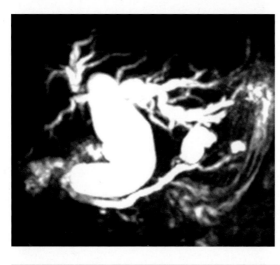

MRCP
十二指肠乳头部狭窄，胆管显著扩张及胰管轻度扩张。胰体的分支胰管有囊性扩张，可疑分支型 IPMN。尾侧也有小囊肿。

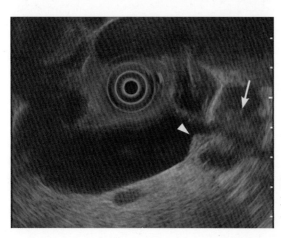

EUS
乳头部直径 10mm 的肿瘤（──➤），可疑有胆管浸润（▶）。

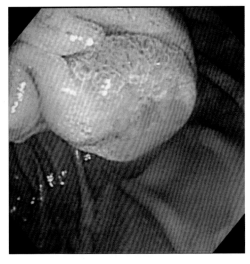

十二指肠内镜检查

露出型乳头部癌，曾诊断为伴胆管浸润
的乳头部癌。因为是老年人，同时合并
前列腺癌、膀胱癌，所以实施 EST。

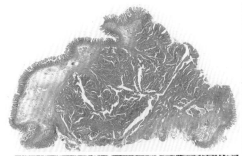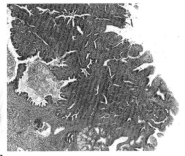

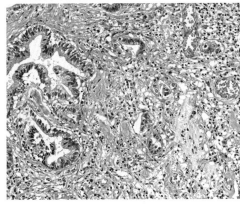

病理

组织学所见：病理学上为高分化~
中分化腺癌，有淋巴管浸润，切除
断端阳性。术后 6 年，因胆管狭窄
定期更换胆管支架。

十二指肠乳头部癌

胰腺

弥漫性

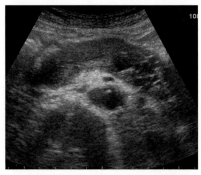

US

胰腺弥漫性肿大，主胰管扩张。扩张的主胰管内可见伴声影的点状高回声。

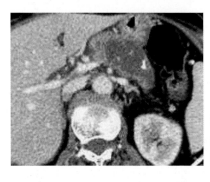

CT（门脉期）

扩张的主胰管内可见点状钙化灶，未见实性部分。

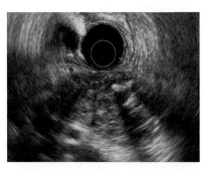

EUS

扩张的主胰管内有点状钙化，同时充满不均匀回声强度的实性成分。

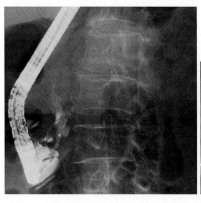
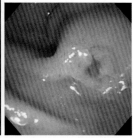

ERP

可见 Vater 乳头扩张、黏液排出。主胰管重度扩张，胰管内可见大量黏液。

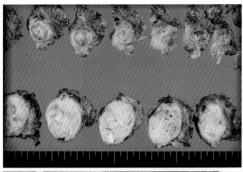

病理

肉眼所见： 主胰管弥漫性扩张，腔内有
纤维性分隔结构。

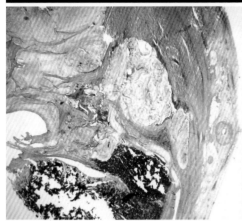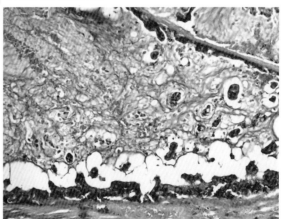

组织学所见： 主胰管内可见形成黏液湖的、呈浸润性增生的肿瘤组织，部分伴钙化。间质
内有显著纤维增生。部分区域肿瘤细胞呈乳头状、管状结构增生，为高分化管状腺癌表现。

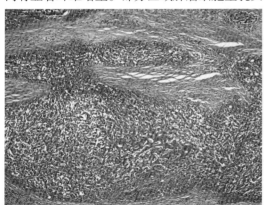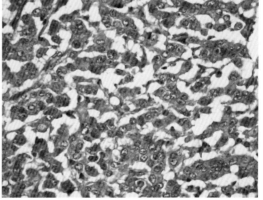

其他部位也混有呈低分化表现的部分。免疫染色 MUC1 阴性，MUC2 阳性，MUC5AC 阳性，
MUC6 阳性。诊断为肠型胰腺黏液癌。

胰腺黏液癌

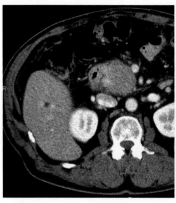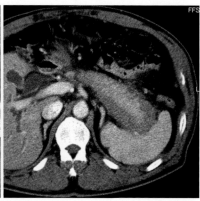

CT（门脉期）
胰头部肿大，体尾部呈包膜样边缘结构（capsule like rim）。胆管扩张。

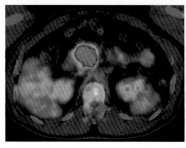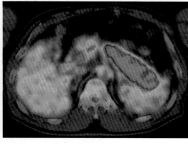

PET–CT
胰腺可见弥漫性 FDG 高代谢浓聚（SUVmax=7.7）。

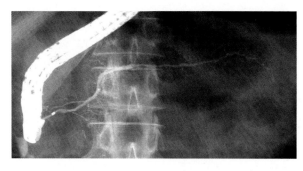

ERP
胰管弥漫性狭窄变细。

专栏 **1 型、2 型自身免疫性胰腺炎**

　　自身免疫性胰腺炎的诊断，采用日本标准和国际共识诊断标准（international consensus diagnostic criteria for autoimmune pancreatitis，ICDC）。日本标准主要以 1 型为对象。ICDC 将自身免疫性胰腺炎分为 1 型和 2 型。病理学上的 1 型，是以重度淋巴细胞或 IgG4 阳性浆细胞浸润、席纹状纤维化（storiform fibrosis）和闭塞性静脉炎（obliterative phlebitis）为特征的淋巴浆细胞硬化性胰腺炎（lymphoplasmacytic sclerosing pancreatitis，LPSP）。2 型以中性粒细胞浸润引起的胰管上皮破坏表现（granulocytic epithelial lesion，GEL）为特征。1 型根据血清 IgG4 升高，CT 的动态

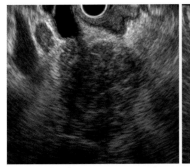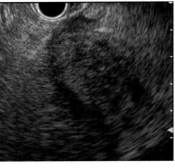

EUS
胰头部、尾部的胰腺内有伴不均匀低回声的小梁状回声。胰头部胰内胆管闭塞。

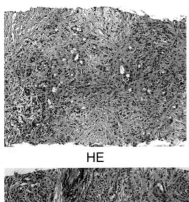

HE

IgG4

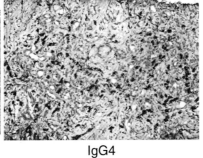

病理

经皮胰腺活检：胰腺呈席纹状纤维化和轻度细胞浸润，IgG4 阳性浆细胞大量浸润。Victoria blue 染色（VB）可见闭塞性静脉炎。乳头部活检显示 IgG4 阳性浆细胞重度浸润。诊断为 1 型 AIP（自身免疫性胰腺炎）。

VB

乳头部：IgG4

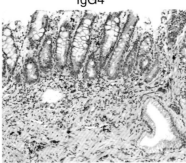

1 型 AIP（自身免疫性胰腺炎）

增强伴延迟强化的胰腺肿大，包膜样边缘结构 (capsule-like rim)，内镜下逆行胰管造影（ERP）或磁共振胰胆管造影术（MRCP）下特征性的胰管狭窄变细、胰腺组织影及结合其他脏器有无病变来进行诊断。另一方面，2 型无特征性血清标记物。结合上述的影像学表现，如果胰腺活检标本或切除标本上获得 GEL 则可确诊，而胰腺腺泡的中性粒细胞、淋巴细胞和 IgG4 阴性的浆细胞浸润，合并炎症性肠病以及类固醇治疗有效也可以确诊。

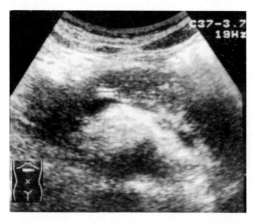

US
胰腺内散在点状高回声。

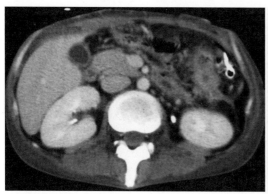
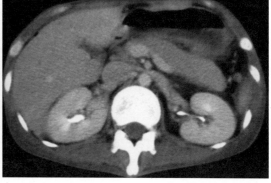

CT（门脉期）
无胰腺肿大，无胰管扩张或胰石。

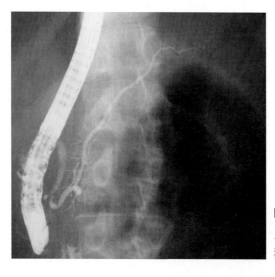

ERCP
主胰管在体部和尾部有广泛不规整轻度
狭窄。

慢性胰腺炎

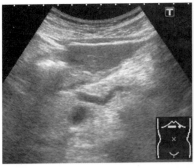 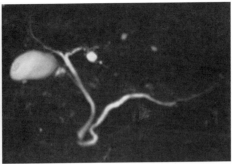

US（左）/ MRCP（右）
整个胰腺可见弥漫性胰管扩张。

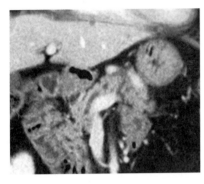

CT（门脉期）
有胰管扩张，但胰腺内无肿瘤。

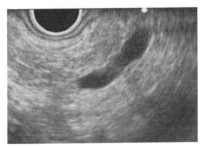

EUS
主胰管显著扩张，胰腺内呈小梁状回声。

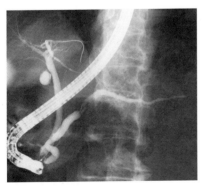

ERCP
主胰管呈逆 Z 字走行，呈弥漫性扩张。
体部主胰管内有考虑为蛋白栓的透亮影。

慢性胰腺炎

胰腺

弥漫性

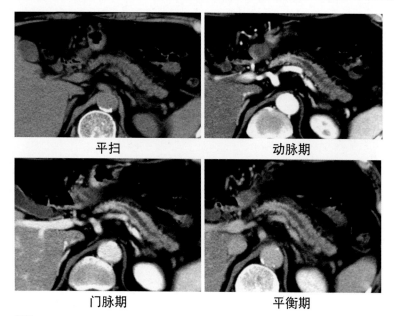

平扫	动脉期
门脉期	平衡期

CT
急性胰腺炎后 2 周的 CT 图片。
胰体部至尾部的主胰管扩张，未见明确肿瘤性病变。

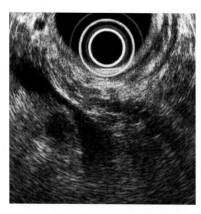

EUS
胰体部主胰管的狭窄变细及尾部胰管扩
张，未见明确的肿瘤性病变。

专栏　急性胰腺炎和胰腺癌

　　一般普通型胰腺癌合并急性胰腺炎的情况非常罕见。但胰腺间变癌等迅速增大的肿瘤性病变会引起主胰管狭窄或闭塞，要注意有合并胰液流出障碍而并发急性胰腺炎的情况。

　　近年来对于未形成肿瘤实体的胰腺上皮内癌病例，有因急性胰腺炎为契机而被早期发现的零散报道。急性胰腺炎缓解后，病变通过 CT 增强、MRI 和 EUS 等复查胰管影像时被发现，也使胰腺癌的早期诊断成为可能。

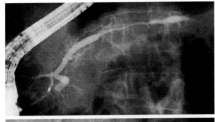

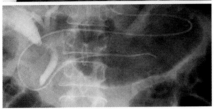

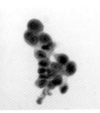

ERP

胰体部可见 70mm 长的胰管狭窄变细，尾侧主胰管扩张。该部位留置 5Fr 的 ENPD，多次胰液连续抽吸细胞学活检（SPACE）结果诊断为阳性。

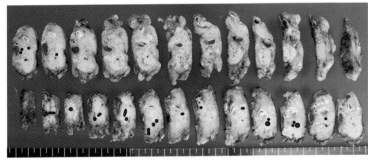

●上皮内癌

病理

肉眼所见：●部分可见上皮内癌。

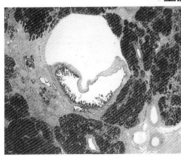

HE（×5）

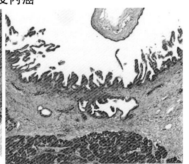

HE（×10）

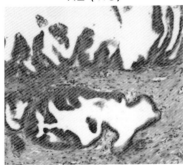

HE（×40）

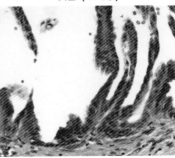

HE（×100）

组织学所见：异型上皮取代胰体部主胰管及分支胰管上皮，为呈小乳头状增生的上皮内癌。上皮内癌在主胰管内延伸，约 70mm 长。

胰腺上皮内癌

主胰管扩张

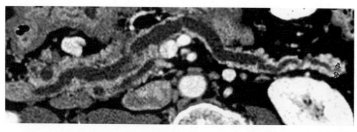

CT（门脉期）
主胰管的长轴像，主胰管扩张及胰体部的一部分可疑胰管内肿瘤。

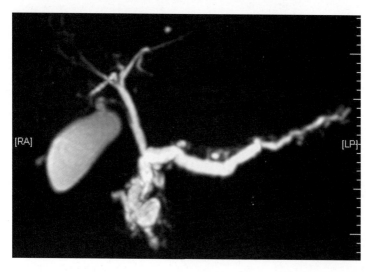

MRCP
胰头部可见混有黏液成分的囊状分支扩张，主胰管弥漫性扩张。

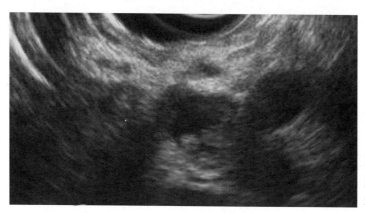

EUS
胰头部可见伴黏液、呈乳头状增生的实性部分。

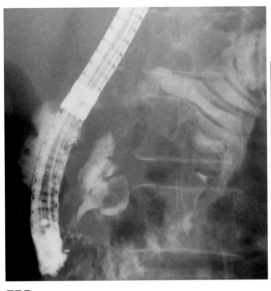
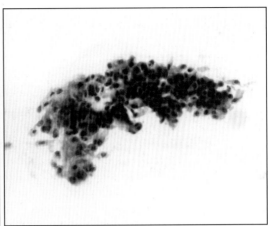

ERP

胰头部主胰管及扩张的分支胰管内可见黏液的透亮影。

为胰液细胞学检查呈阳性的腺癌。

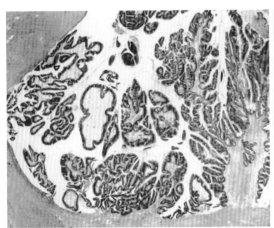
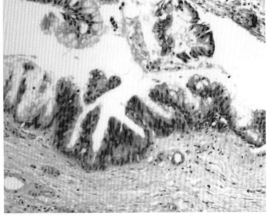

病理

组织学所见：胰管内呈乳头状增生的肿瘤。核大小不一、异型，诊断为胰管内乳头状黏液性肿瘤（IPMN）（腺癌，非浸润性）。

IPMN（腺癌）

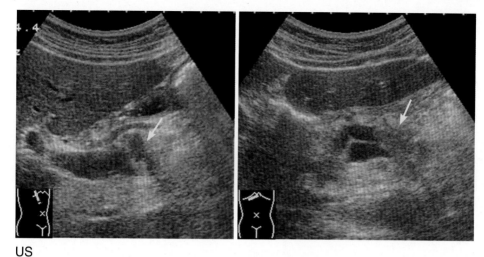

US

扩张的胰头部主胰管内有低回声肿瘤，也可见于体部主胰管。

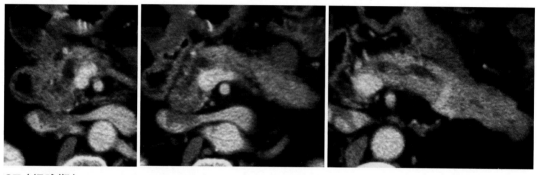

CT（门脉期）

与 US 一样，在胰头部和体部的主胰管内有轻度强化的肿瘤。

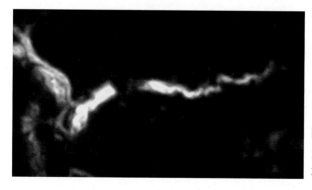

MRCP

主胰管弥漫性扩张，头部和体部
有充盈缺损。

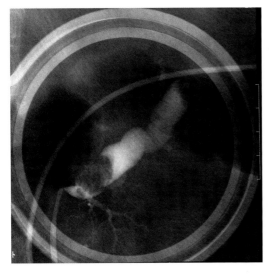

球囊 ERP
扩张的胰头部主胰管内有结节状
隆起，因体部主胰管内的结节导
致尾侧胰管未显示。

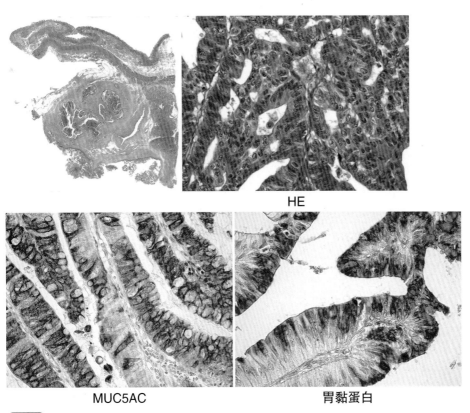

HE

MUC5AC 　　　　　　　　　胃黏蛋白

病理

组织学所见： 主胰管和分支胰管内有显著核异型的乳头状肿瘤，免疫组织化学染色 MUC1、MUC5AC 和胃黏蛋白（Gastric mucin）阳性。胞浆为嗜碱性，诊断为胆胰型胰管内乳头状黏液性肿瘤（IPMN）（腺癌）。

IPMN（腺癌）

胰腺

弥漫性

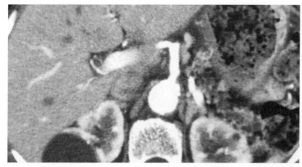

CT（动脉期）
胰体部至尾部主胰管呈弥漫性扩张。未见明确的肿瘤性病变。

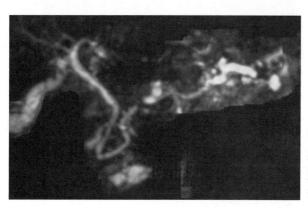

MRCP
胰体部至尾部主胰管扩张，有与主胰管交通的多房性囊肿样病变。主胰管在体部有狭窄。

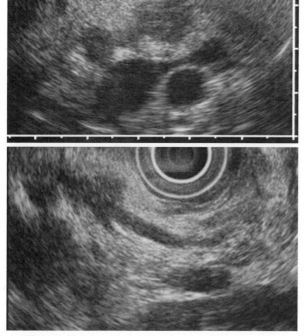

EUS
与胰体部主胰管狭窄一致的不规整肿瘤性病变（上）。肿瘤导致尾侧主胰管扩张（下）。

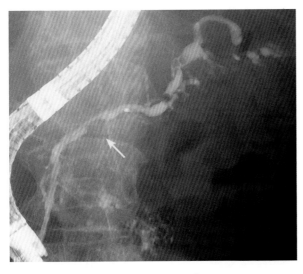

ERP

尾侧主胰管内有黏液，可见与主胰管有交通的囊肿样病变。头部主胰管不规则狭窄（——▶）。

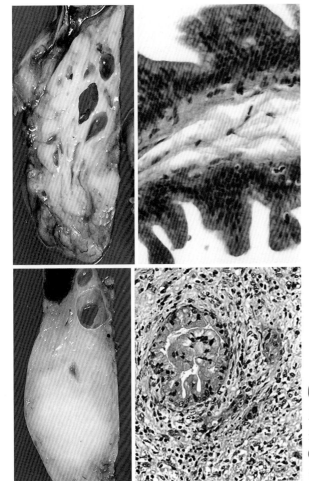

病理

胰体尾部切除的标本。胰尾部的囊肿样病变诊断为胰管内乳头状黏液性肿瘤（IPMN），未见恶性表现（上）。可见与头部主胰管狭窄一致的浸润性胰管癌（下）。

合并 IPMN 的普通型胰腺癌

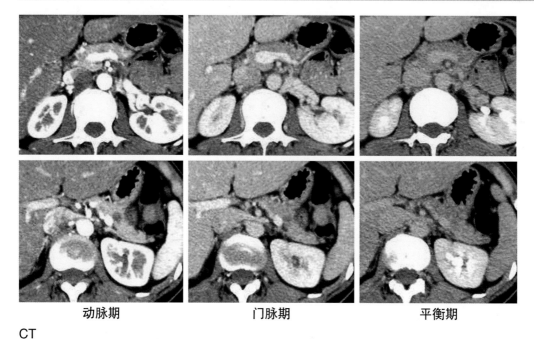

动脉期   门脉期   平衡期

CT

在胰头体移行部位，动脉期有 5mm 大小的低密度区，从门脉期到平衡期为等密度。胰体尾部可见同等强化的 10mm 大小的肿瘤性病变。

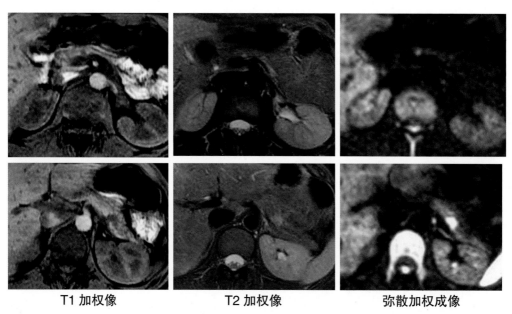

T1 加权像   T2 加权像   弥散加权成像

MRI

肿瘤在 T1 加权像为低信号，T2 加权像为略高信号，弥散加权成像可见弥散功能低下。肿瘤小，内部形状评价困难。

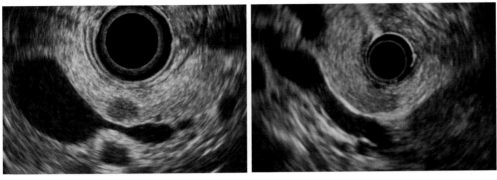

EUS

胰头体移行部位 5mm 大小、体部 12mm 大小的低回声肿瘤。边界不清，内部回声不均，未见与主胰管的交通，尾侧胰管也未见扩张。

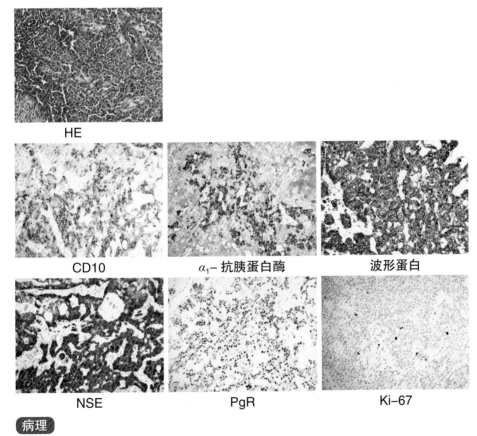

HE

CD10 　　　　 α_1 - 抗胰蛋白酶 　　　　 波形蛋白

NSE 　　　　 PgR 　　　　 Ki-67

病理

组织学所见：肝实质内呈浸润性增生的小肿瘤细胞构成的肿瘤组织。

在实性增生部分或毛细血管构成的间质周围有重度水肿，混有乳头状增生的部分。Ki-67 指数在 1% 以下。胰头体移行部位和体尾部的组织学所见相同，诊断为多发的实性假乳头状肿瘤（SPN）。

多发 SPN

胰腺

多发性

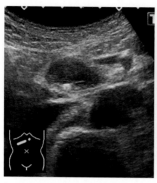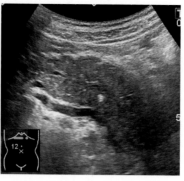

US

胰头部肿瘤，伴钙化。体部至尾部肿大，伴钙化。

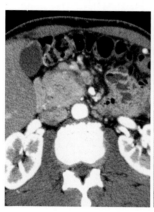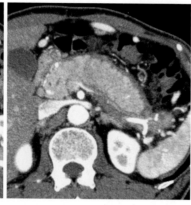

CT（动脉期）

胰头部和尾部肿大，尾部伴包膜样结构。

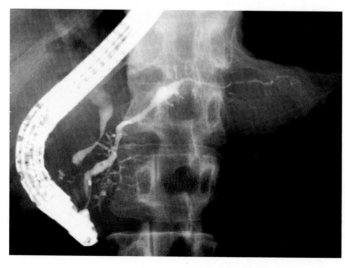

ERCP

胰内胆管轻度狭窄。尾部主胰管狭窄变细，体部主胰管局限性扩张。头部分支胰管呈狭窄变细。

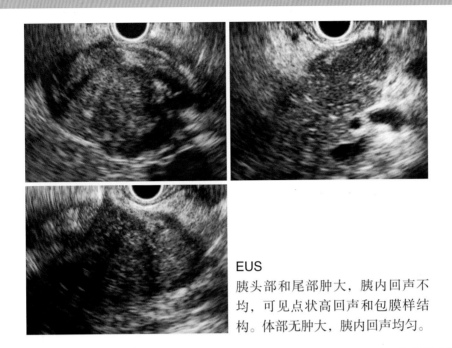

EUS

胰头部和尾部肿大，胰内回声不均，可见点状高回声和包膜样结构。体部无肿大，胰内回声均匀。

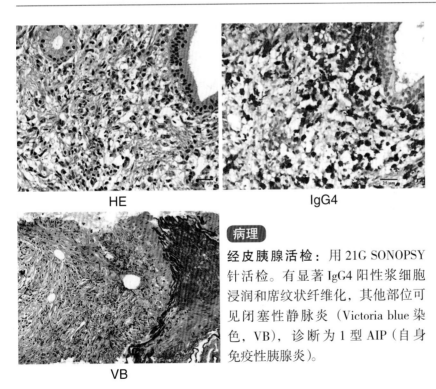

HE

IgG4

VB

（病理）

经皮胰腺活检：用21G SONOPSY针活检。有显著IgG4阳性浆细胞浸润和席纹状纤维化，其他部位可见闭塞性静脉炎（Victoria blue 染色，VB），诊断为1型AIP（自身免疫性胰腺炎）。

1型 AIP（自身免疫性胰腺炎）

实性

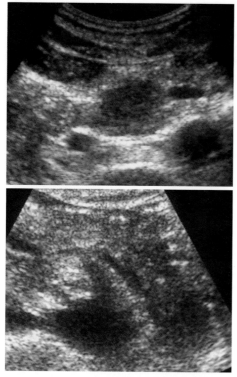

US
胰头部和尾部可见边缘不规整的低回声肿瘤影。主胰管未见扩张。

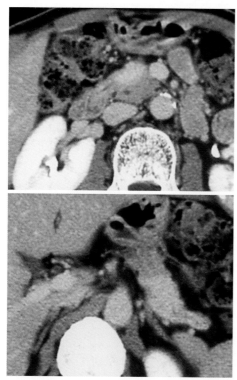

CT（门脉期）
头部和尾部肿瘤在增强后期强化。

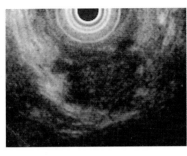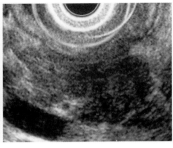

EUS
头部和尾部可见边缘不规整的均匀低回声肿瘤影。

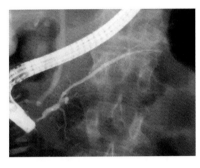

ERCP
头部主胰管轻度狭窄，尾部主胰管闭塞。

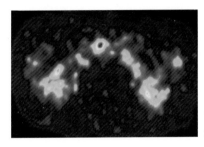

FDG-PET
头部和尾部有浓聚。

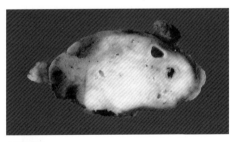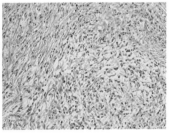

病理

肉眼所见：尾部肿瘤呈白色。
组织学所见：胰腺组织脱落，有炎性细胞浸润和纤维化。为慢性胰腺炎。

胰头部肿瘤的随诊观察中。

肿瘤形成性胰腺炎

实性

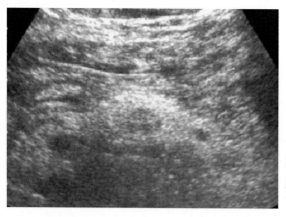

US
胰体部类圆形低回声肿瘤影。尾部也可见小肿瘤影。

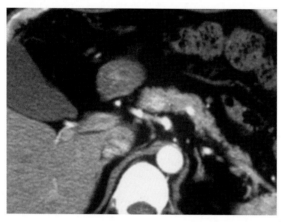

CT
体部明显强化的肿瘤影。尾部未发现肿瘤。

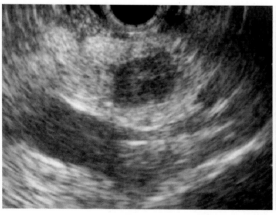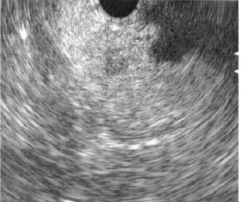

EUS
体部和尾部可见低回声肿瘤影。内有部分点状高回声。

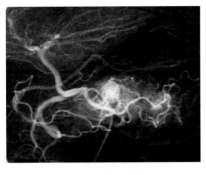

血管造影
体部和尾部可见强化的肿瘤影。

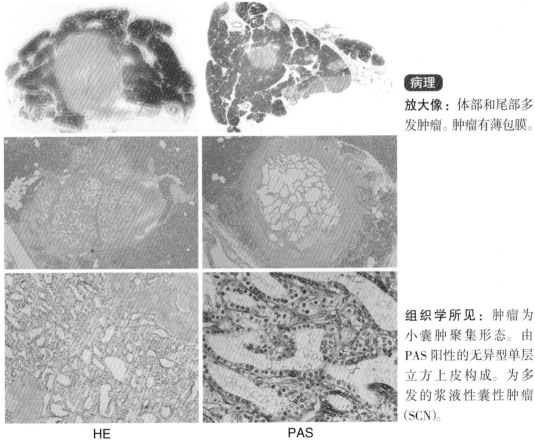

HE   PAS

病理

放大像：体部和尾部多发肿瘤。肿瘤有薄包膜。

组织学所见：肿瘤为小囊肿聚集形态。由PAS阳性的无异型单层立方上皮构成。为多发的浆液性囊性肿瘤（SCN）。

多发的 SCN（腺瘤）

实性

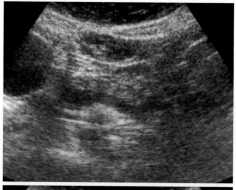

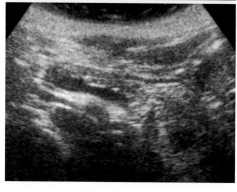

US

胰体部和尾部多发类圆形低回声肿瘤影。

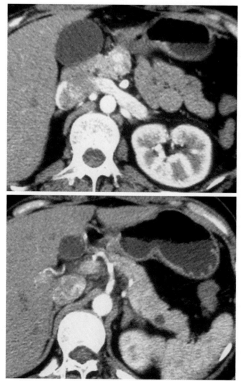

CT（动脉期）

体部可见 2 个明显强化的肿瘤影。尾部
可见囊性肿瘤影。

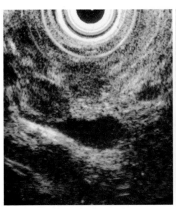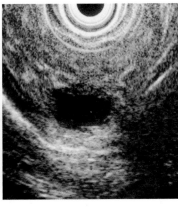

EUS

胰头至体部可见多个类圆形低回声肿瘤影。内有部分点状高回声。尾部可见囊性肿瘤影。壁部分增厚。

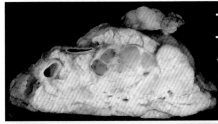

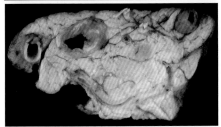

病理

肉眼所见：可见多个被覆白色纤维包膜的黄褐色肿瘤。尾部肿瘤有囊性变。

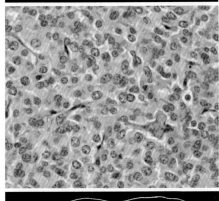

组织学所见：轻微核异型的小型细胞呈铺路石样排列。为神经内分泌肿瘤（NET）。免疫染色诊断为胰岛素瘤（insulinoma）。

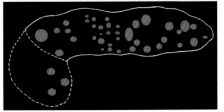

病变如左图，多发。

多发的 NET（insulinoma）

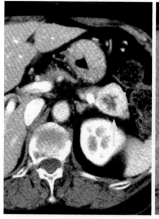

动脉期　　　　　　　门脉期

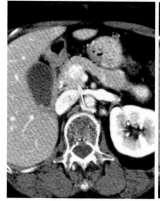 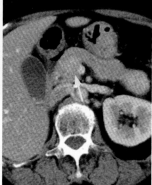

动脉期　　　　　　　门脉期

20 年前有右肾细胞癌行右肾摘除手术史。

CT

胰尾部有直径 25mm 轮廓规整的类圆形肿瘤（━▶），动脉期（左上）明显强化，门脉期（右上）强化减弱。中心部有不强化区域。胰头部也可见有同样强化的直径 10mm 的肿瘤（━▶）（左下、右下）。

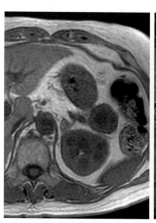 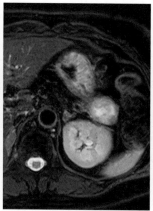 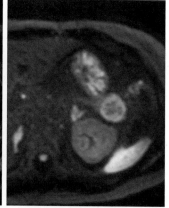

T1 加权像　　　　　　T2 加权像　　　　　　弥散加权成像

MRI

胰尾部肿瘤在 T1 加权像为整体低信号，中心部信号更低。在 T2 加权像为整体高信号，中心信号更高。弥散加权成像可见弥散功能低下。

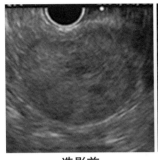 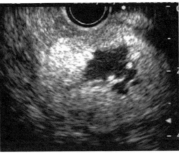

造影前　　　　造影后

EUS 造影

Sonazoid（微泡造影剂）静脉注射后，胰尾部肿瘤边缘从早期开始强化，而中心部强化不佳。实施 EUS-FNA。

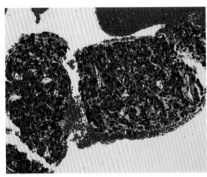

HE

 病理

EUS-FNA：经胃从胰尾部肿瘤钳取组织。

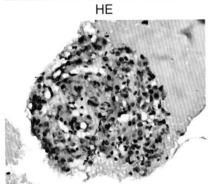 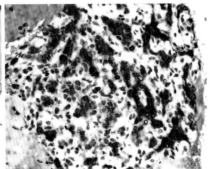

Cytokeratin AE1/AE3　　　　CD10

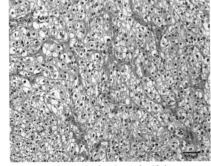

肾细胞癌（20 年前）

组织学所见：以丰富的血管网为背景，异型细胞形成巢状、小梁状。免疫组织化学染色，Chromogranin A、Synaptophysin 阴性，Cytokeratin AE1/AE3、Vimentin、GP200、CD10 阳性，由此诊断为肾细胞癌的胰腺转移。20 年前的肾细胞癌（透明细胞型）。

转移性胰腺癌（肾细胞癌）

胰
腺

多发性

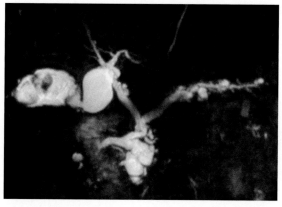

MRCP
胰头部的分支胰管呈囊状扩张。尾部伴
数个囊肿样病变。胆囊内可见数个结石。

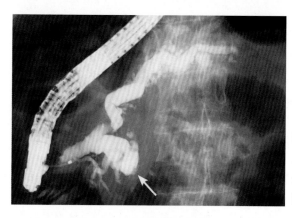

ERP
主胰管呈弥漫性扩张，头部囊状扩张的
分支胰管内有充盈缺损（→）。体尾部
散在可见与胰管有交通的小囊肿。

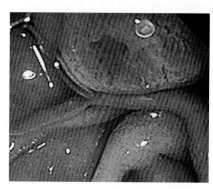

十二指肠内镜检查
主乳头肿大。从扩张的开口部有黏液排出。

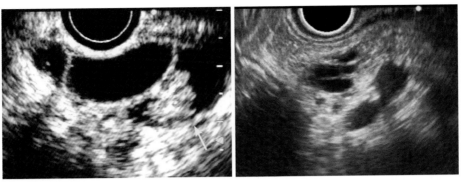

EUS 造影

胰头部扩张的分支胰管内可见显影的、直径 10mm 的壁内结节（━▶），体部可见多房性囊肿。

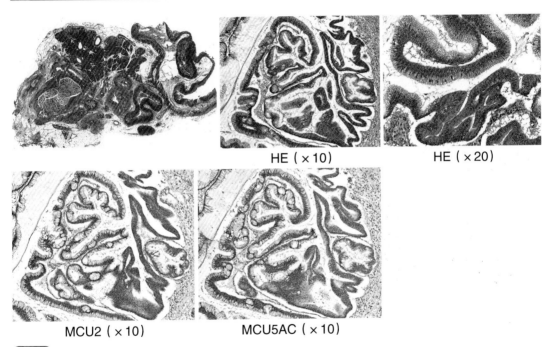

HE（×10）　　　　HE（×20）

MCU2（×10）　　　　MCU5AC（×10）

（病理）

组织学所见： 在扩张的胰头分支胰管内可见有核异型和结构异型的乳头状肿瘤（腺癌），为 MUC2 和 MUC5AC 阳性的胃型。诊断为分支型胰管内乳头状黏液性肿瘤（IPMN）的腺癌（非浸润性）。

分支型 IPMN（腺癌，非浸润性）

胰腺

多发性

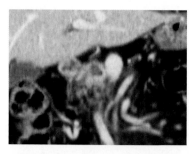

CT（门脉期）

胰腺癌 Stage IA 胰体尾部切除术后 3 年，CT 增强残留胰腺有约 15mm 大小的囊肿样病变。

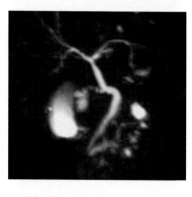

MRCP

腹部 MRI（MRCP）也确认有上述囊肿样病变。残留胰腺内可见散在的小囊肿样病变。

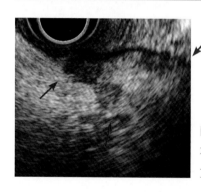

EUS

在残留胰腺的囊肿附近，可见最大 8mm 大小的 3 处肿瘤（——➤）。

专栏　胰腺癌术后的随访观察

　　对于胰腺癌术后的随访观察，《胰腺癌诊疗指南 2016 版》提出"进行包括肿瘤标志物检测及增强 CT 在内的术后随访观察，术后 2 年每 3~6 个月一次，之后每 6~12 个月一次，至少 5 年。"

　　通常以进展期癌为主要对象的术后复发报道，主要以肝或肺等远处转移、播种性病变、淋巴结等为主，胸腹部增强 CT 在一般临床机构也可用来进行术后随访观察。

　　另一方面，也有报道表明应用 EUS 介入手段，发现近年来早期诊断胰腺癌的术后复发可能多位于残留胰腺，同时这种手段对于残留胰腺相关复发病变的早期诊断也有意义，期待将来对更多病例进行探讨。

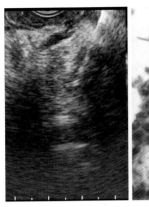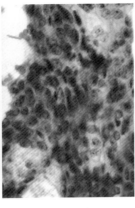

EUS-FNA
对残留胰腺内的肿瘤性病变实施 EUS-FNA，细胞学检查诊断为腺癌。

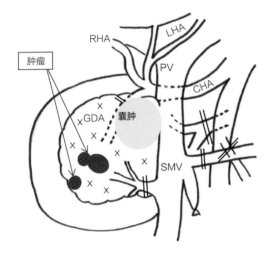

外科手术所见
与 EUS 检出的部位一致，在残留胰腺内可见 2 处浸润性胰管癌。

PV：门脉。SMV：肠系膜上静脉。LHA：肝左动脉。RHA：肝右动脉。CHA：肝总动脉。GDA：胃十二指肠动脉。

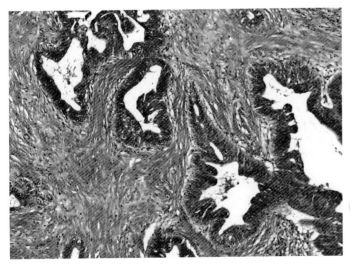

病理

组织学所见：病理组织为高分化管状腺癌。诊断为残胰癌。

Stage IA 胰腺癌术后的残胰癌

囊性

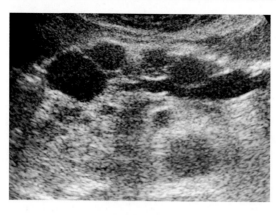

US
整个胰腺可见大小不等的囊肿和主胰管扩张。

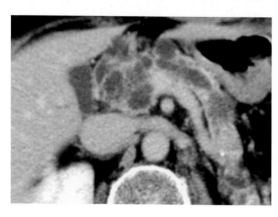

CT
整个胰腺有大小不等的囊肿，也可见主胰管扩张。

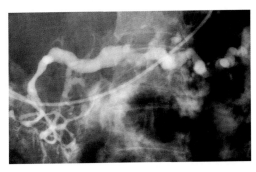

ERCP
体尾部主胰管扩张，但囊肿未显影。

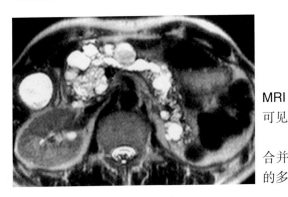

MRI
可见主胰管扩张和多发性囊肿。

合并 VHL 综合征（von Hippel-Lindau）
的多发性胰腺囊肿。

von Hippel-Lindau 综合征

专栏 **多发胰腺肿瘤**

　　在胰腺内见到多发的肿瘤性病变时，先要注意各个肿瘤之间有无强化程度或表现的差异。如果多发病变均呈同样的影像学所见时，需要与转移性肿瘤、伴 von Hippel-Lindau 综合征的 SCN、伴 MEN type 1 的神经内分泌瘤等相鉴别。如果各个病变之间的影像学所见有差异，需要注意肿瘤和主胰管之间的关系，要考虑到普通型胰腺癌与其他肿瘤并存等情况。虽然 EUS-FNA 对确诊有意义，但还要充分分析上述的影像学所见，对目标病变进行仔细检查。

实性囊性并存

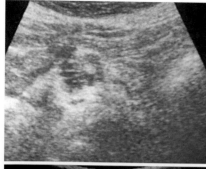

US
胰头部可见有分隔的囊肿。

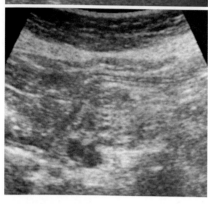

胰体部可见高回声肿瘤影。内有很
多小囊肿。

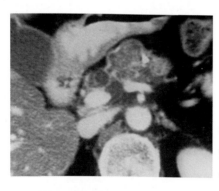

CT（门脉期）
头侧可见较大囊肿。增强后，体侧
小囊肿更明显。

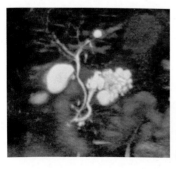

MRCP
头侧可见较大囊肿，体侧有小囊肿
聚集。

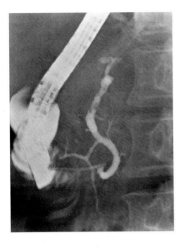

ERCP
主胰管内有透亮影。囊肿不强化。

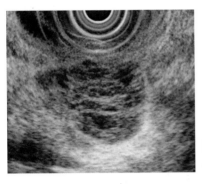

EUS
体侧肿瘤内可见小囊肿结构。

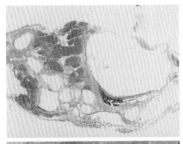

病理

放大像：可见较小囊肿聚集和大囊肿。

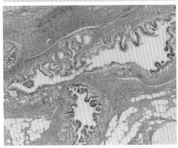
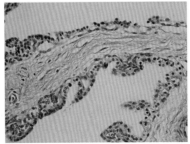

组织学所见：大囊肿的囊壁可见产生黏液的柱状上皮呈乳头状增生（左）。小囊肿聚集病变由单层立方上皮构成（右）。为胰管内乳头状黏液性肿瘤（IPMN）（low grade dysplasia）和浆液性囊性肿瘤（SCN）并存。

IPMN（腺瘤）和 SCN（腺瘤）并存

实性囊性并存

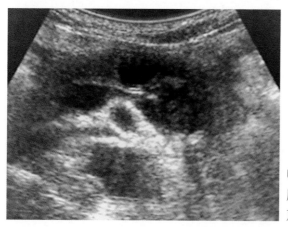

US

胰体部囊肿样病变，尾侧可见实性低回声肿瘤影。

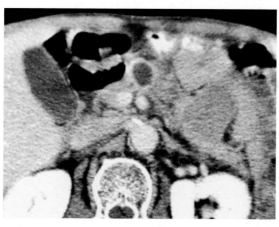

CT（静脉期）

体部可见边缘强化的囊肿样病变。尾部可见实性肿瘤影。

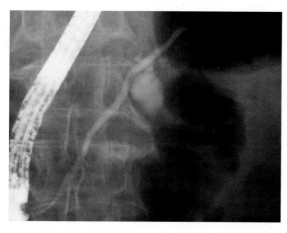

ERP

主胰管尾部闭塞。体部有与主胰管交通的囊肿。

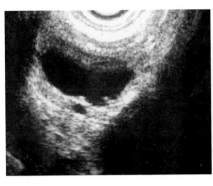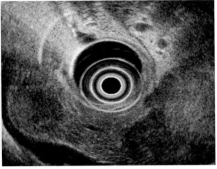

EUS

体部可见单房性囊肿。囊壁部分增厚（左）。尾部可见多个低回声实性肿瘤影（右）。

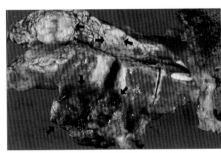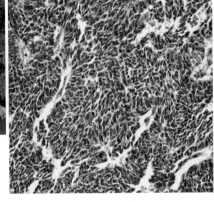

病理

肉眼所见：如箭头所示，可见多个肿瘤。

组织学所见：显著异型的小型肿瘤细胞密集增生。为肺小细胞癌的胰腺多发转移。

转移性胰腺肿瘤（肺癌）

专栏 **转移性胰腺肿瘤**

据报道，转移性胰腺肿瘤占胰腺切除病例的 1%～2%，占尸检病例的 10%～20%。无症状病例约占 1/4，原发病以肾细胞癌最多，也有肉瘤、恶性黑色素瘤、大肠癌、卵巢癌、肺癌和胆囊癌等。推测与淋巴管、血行转移相关。CT、MRI 等强化状态作为诊断的参考。原发于肾细胞癌时，显示为血运丰富性肿瘤，但在大肠癌时则表现与正常胰腺同程度强化，由此可见，原发脏器不同，其特点也不同。近年来有很多关于超声内镜引导下的穿刺吸引法（EUS-FNA）对确诊有意义的报道。治疗上主要是外科切除，但在其他脏器也有多发转移时，可考虑化疗。

Authorized translation from the Japanese language edition, entitled
画像所見のよみ方と鑑別診断 胆・膵 第2版
ISBN: 978-4-260-03238-4
編著: 花田敬士 植木敏晴 潟沼朗生 糸井隆夫
published by IGAKU-SHOIN LTD., TOKYO Copyright © 2019

© 2022辽宁科学技术出版社
著作权合同登记号: 第06-2021-233号。

图书在版编目（CIP）数据

影像学阅片技巧与鉴别诊断:胆·胰:第2版/（日）花田敬士等编著;宫健等主译.—沈阳:辽宁科学技术出版社，2023.1
ISBN 978-7-5591-2513-2

Ⅰ.①影…　Ⅱ.①花…　②宫…　Ⅲ.①胆道疾病—影像诊断　②胰腺疾病—影像诊断　Ⅳ.① R575.04　② R551.104

中国版本图书馆 CIP 数据核字（2022）第 076082 号

出版发行: 辽宁科学技术出版社
　　　　　（地址: 沈阳市和平区十一纬路25号　邮编: 110003）
印 刷 者: 辽宁新华印务有限公司
经 销 者: 各地新华书店
幅面尺寸: 185 mm × 260 mm
印　　张: 24.5
插　　页: 4
字　　数: 630 千字
出版时间: 2023 年 1 月第 1 版
印刷时间: 2023 年 1 月第 1 次印刷
责任编辑: 郭敬斌
封面设计: 顾　娜
版式设计: 袁　舒
责任校对: 赵淑新

书　　号: ISBN 978-7-5591-2513-2
定　　价: 348.00元

编辑电话: 024-23284363　13840404767
E-mail: guojingbin@126.com
邮购热线: 024-23284502
http: //www.lnkj.com.cn